대사증후군,
발효효소
로 풀다

대사증후군,
발효효소로 풀다

지 은 이 | 전진성
펴 낸 이 | 김원중

편집주간 | 김무정
기　　획 | 허석기
편　　집 | 김주화
디 자 인 | 옥미향
제　　작 | 박준열
관　　리 | 차정심, 정혜진
마 케 팅 | 박혜경

초판인쇄 | 2017년 10월 25일
17쇄발행 | 2023년 12월 08일

출판등록 | 제313-2007-000172(2007.08.29)

펴 낸 곳 | 도서출판 상상나무
　　　　　 상상바이오(주)
주　　소 | 경기도 고양시 덕양구 고양대로 1393 상상빌딩 7층
전　　화 | (031) 973-5191
팩　　스 | (031) 973-5020
홈페이지 | http://smbooks.com
E - m a i l | ssyc973@hanmail.net

ISBN 979-11-86172-46-9(03510)

값 14,000원

이 도서의 국립중앙도서관 출판예정도서목록(CIP)은 서지정보유통지원시스템 홈페이지(http://seoji.nl.go.kr)와 국가자료공동목록시스템(http://www.nl.go.kr/kolisnet)에서 이용하실 수 있습니다. (CIP제어번호 : CIP2017027716)

발효명인 전진성의 진짜 효소 이야기

대사증후군,
발효효소
로 풀다

전진성 著

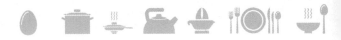

하루가 다르게 현대의학은 발전하고 있습니다. 인간의 평균수명도 나라별로 차이는 있지만 대체로 높아지고 있습니다. 그러나 아이러니하게도 난치성 질병은 더욱 늘어만 갑니다.

그 이유는 무엇일까요. 답은 간단합니다. 현대인들이 너무나 많은 음식을, 그것도 맛있는 음식들만 골라서 먹기 때문입니다. 세계적인 석학들 270여 명이 모여 현대인의 질병의 원인이 음식이라고 결론내렸습니다.

석학들의 연구가 아니더라도 이제는 모든 사람들이 그 사실을 알고 있습니다. 그러나 멈출 수가 없습니다. 과거와 달리 음식을 먹는다는 것은 단순한 영양공급의 차원이 아니라 사람들과의 소통과 행복의 도구가 되어 있기 때문입니다.

절제의 미덕은 아무리 강조해도 지나치지 않지만 현대인들에게 그것은 건강을 위해 행복을 포기하라는 말로 들리게 된 지 오래입니다. 바로 그런 분들에게 효소는 삶을 바꿔줄 수 있는 대안이 되고 있습니다.

제가 만든 효소를 통해 수많은 분들이 새로운 삶을 찾았다고 말씀해 주셨습니다. 때로는 저도 믿기 힘든 놀라운 결과를 얻은 분들도 많습니다. 이런 모습을 보면서 좀 더 많은 분들께 이 놀라운 효소를 알려드려야겠다고 생각했습니다.

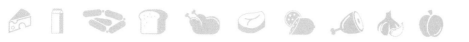

　효소는 건강보조제의 차원을 넘어 건강을 위한 핵심적 요소라고 말씀드리고 싶습니다. 과장이라고 생각하시는 분들도 이 책을 다 읽고 나면 이해하시리라 믿습니다.

　효소가 무엇이라고 완벽하게 정의할 수 있는 사람은 없습니다. 수많은 학자들이 아직도 효소에 관해서 연구하는 중입니다. 다만 우리가 알 수 있는 것은 인간이 생명체로 존재하기 위한 모든 작용에 효소가 관여한다는 것, 그리고 효소가 없으면 생명도 없다는 것입니다.

　20년 전, 효소에 입문한 이래 지금까지 최고의 효소를 만드는 것을 저의 사명으로 삼아 평생 효소의 개발과 보급에 노력해 왔습니다. 우리 몸에 가장 유익한 곡물효소를 만드는 것만큼은 세계 그 누구에게도 뒤지지 않는다는 자부심을 갖고 있습니다.

　많은 분들이 효소의 중요성을 깨닫고 지혜로운 선택을 통해 효소의 놀라운 효과를 보셨으면 하는 마음입니다. 이 책을 읽는 모든 분들이 건강하고 행복한 삶을 누리기를 바라는 마음 간절합니다. 최상의 효소를 향한 저의 작업은 항상 진행 중일 것입니다. 감사합니다.

2017년 10월　**전 진 성**

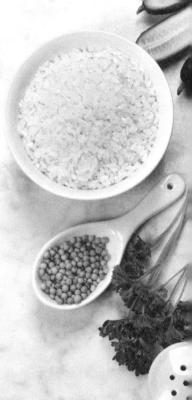

3장 / 신비한 효소의 세계

4장 / 효소를 알면 건강이 보인다

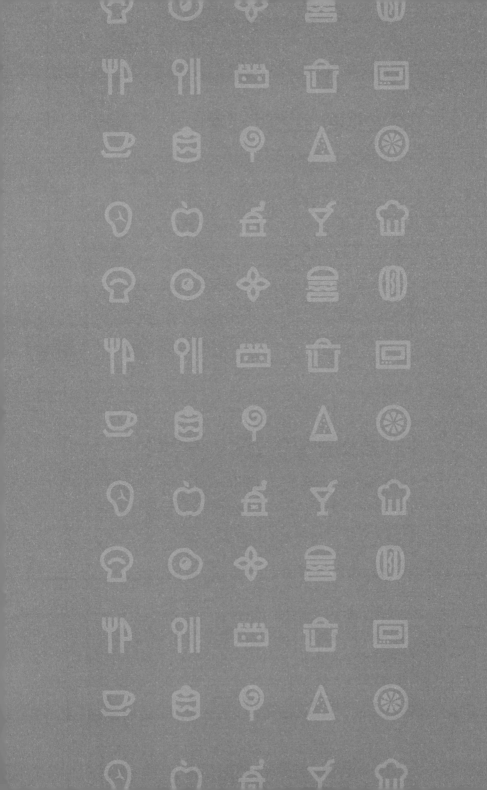

1장

효소,
너는 내 운명

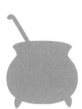

ENZYME

김형오 전 국회의장과의 특별한 만남

2010년의 어느 가을날, 한창 사업에 바쁜 시기였는데 김형오 국회의장실 보좌관이라며 연락이 왔다. 정치와는 아무런 관련도 없는데 뜬금없이 국회의장실에서 전화가 오니 무척 당황스러웠다.

보좌관의 말로는 김형오 국회의장님이 나를 만나고 싶어한다는 것이었다. 나는 그분이 왜 나를 만나려 하느냐고 물었다. 그러자 효소 전문가인 내게 듣고 싶은 이야기가 있어서 그런다는 답이 돌아왔다.

당시 나는 회사의 어려운 고비를 넘기고 조금씩 상승세를 타고 있을 때였다. 신문광고를 통해서 얼굴도 알려지고 매출이 엄청나게 높아지고 있었던 것이다.

엉겁결에 약속을 하고 그분의 프로필을 찾아보니 경남고와 서울대 외교학과 졸업 후 동아일보 기자를 거쳐 외교안보연구원과 청와대, 국무총리실 등에서 근무했고 5선 국회의원이라는 화려한 경력을 가지고 있었다. 한나라당 원내대표와 제17대 대통령직인수위원회 부위원장을 지냈으며 여러 권의 저서도 출간하는 등 다방면으로 박학다식한 분이라는 생각이 들었다.

국회의장 임기가 끝났을 무렵이어서 여의도에 있는 개인집무실로 찾아갔다. 김형오 의장님은 악수를 끝내자마자 본론부터 꺼내 놓았다.

"반갑습니다. 내가 전 대표를 보자고 한 것은 효소를 먹고 너무나 신기해서입니다. 저는 체질이 특이해서 우유나 맥주를 먹으면 바로 설사를 합니다. 아예 그러려니 하면서 살아왔지만 많이 불편했었죠. 우유야 안 먹으면 그만이지만 정치인으로 살다 보면 모임에서 맥주 한두 잔이라도 해야 하는 상황이 자주 생기는데 항상 난감했거든요."

그러던 차에 신문광고를 보게 되었는데 바로 내 얼굴이 대문짝만하게 나온 광고였다. 효소명인이라는 사람의 얼굴이 나오는데다 효소를 먹으면 몸이 어떻게 되는지 자세하게 설명하는 내용이라 관심을 갖고 읽게 되었는데 그동안 우유나 맥주를 먹으면 설사하는 이유가 효소 부족 때문이라는 것을 알게 되었다는 것이다.

재미있는 것은 효소를 만들었다고 하는 '전진성'이라는 사람의 관상을 보니 최소한 거짓말을 하거나 사기치는 사람은 아니라는 확신이 생겨 우리 효소제품을 구매하게 되었다는 것이었다. 그런데 복용 7일 만에 맥주를 마셔도 예전같은 증세가 나타나지 않아 너무나 놀랐다는 것이다.

그것으로 끝이 아니었다. 효소를 먹은 다음부터 몸도 상쾌하고 잠도 잘 왔으며 컨디션이 아주 좋았다고 한다. 그러다가 미국 출장을 가게 됐는데 다시 컨디션이 나빠져서 시차 때문인가 했는데 효소를 안 가져온 것을 알게 됐다고 한다.

이후 한국에 와서 더욱 열심히 효소를 먹었는데 한 달 후쯤 저절로 허리 사이즈가 줄어서 놀랐다고 한다. 뱃살이 들어간 결과였다. 언젠가부터 주변에서 날씬해졌다는 이야기를 하길래 허리를 재 보니 1인치가 줄었던 것이다. 신기하기도 하고 기분도 좋아서 나를 직접 만나 그 이유를 자세히 들어보고 싶었다고 한다. 그러면서 50분을 줄 테니 효소에 대해 자세히 강의를 해 보라고 제의하셨다.

갑작스런 주문이었지만 어디서든 효소 강의라면 늘 준비되어 있었다. 우리 몸을 살리는 효소에 대해서 약사와 의사들 그리고 건강 전문가들 앞에서 강의했던 내용을 설명하기 시작했다.

아주 학구적인 스타일의 김형오 의장님은 이해가 안가는 부분에 대해서는 예리하게 질문을 던지기도 했다. 나는 나름대로 효소에 대한 개론적인 이해를 충분하게 시켜드렸다. 대사증후군에 효소의 역할이 왜 중요한지도 설명했다. 약속한 50분이 훌쩍 지났는데도 의

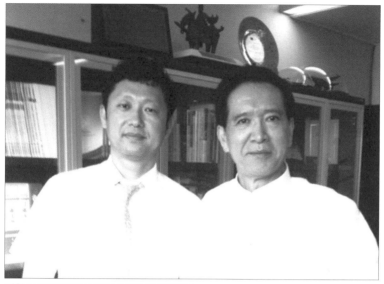

김형오 국회의장과 함께 여의도 사무실에서

장님은 계속 대화를 원하셨고 잘문도 계속되었다.

"효소에는 몸의 밸런스를 유지시키는 조절 기능이 있습니다. 음식물의 소화를 돕고 영양분의 흡수를 빠르게 하며 변비가 생기지 않도록 합니다. 체지방을 줄이니까 살도 빠지고 피부가 좋아집니다. 효소를 먹으면 술에 잘 취하지 않게 되는데 이는 혈당을 조절하고 체내 독소를 제거해주기 때문입니다."

열강을 하다 보니 50분은커녕 두 시간이 훌쩍 지나가고 있었다. 밖에서 보좌관들이 다음 방문자 미팅 건으로 안절부절하는 모습이 보였다.

"이제야 효소에 대한 궁금증을 충분히 풀었습니다. 전 대표님이야말로 정말 대단한 분입니다. 진정한 대한민국 효소명인입니다. 오늘 시간 내어 주셔서 감사하고요, 앞으로 주변에 소개 많이 하도록 하지요."

김형오 국회의장님은 자신의 저서 두 권과 국회 손목시계를 선물로 주시고는 같이 사진을 찍자고 하신 뒤 이를 자신의 트위터에 올려 주셨다. 그리고 함께 찍은 사진을 다른 곳에 이용해도 된다고 하셨다. 그만큼 나와 우리 제품을 신뢰하고 추천한다는 뜻이었다.

사무실을 나서는 내 발걸음은 날아갈 듯 가벼웠다. 너무나도 감사하고 기뻤다. 생각지도 못하게 효소의 세계에 입문하게 된 것 그리고 효소 외길을 걸어오면서 어려웠던 순간들이 주마등처럼 스치고 지나갔다. 효소를 만난 것은 나의 운명이었다.

어린 시절의 기억들

신사동과 압구정동 근방이 내가 태어난 곳이다. 이런 식으로 말하는 이유는 내가 태어날 때까지만 해도 그곳이 지금의 강남과는 아주 다른 모습이었기 때문이다. 조선시대 말까지 경기도 광주군 언주면 압구정리에 속했던 이 동네는 할아버지의 할아버지 이전부터 우리 가족이 대대로 살아온 곳이다.

압구정은 조선 세조 때 권신 한명회가 지은 압구정이라는 정자가 이곳에 있어서 붙여진 이름이라고 한다. 1914년 자연마을인 옥골을 병합해 압구정리로 되었고 1963년에 서울특별시 성동구로 편입되면서 압구정동으로 바뀌었다. 그러다가 1975년에 강남구가 신설되면서 압구정동이 여기에 속하게 되었다고 기록돼 있다.

증조부가 이곳 면장을 지내 땅을 많이 소유하셨다고 한다. 그 논밭 몇 뙈기만 남아 있었어도 엄청난 갑부가 되었음직 하나 한량이었던 할아버지의 술값으로 모두 탕진해 막상 아버님 대에 이르러서는 땅은커녕 집도 없는 형편이 되었다고 한다.

집안 형편이 어려워 대학에 진학하지 못하고 선린상고에 들어간 부친은 졸업 후 집안을 돌보면서 성균관대 법대를 야간학부로 졸업하셨다. 당시 장원급제처럼 여겨졌던 고등고시에 도전해 법관이 되고자 한 것이 아닌가 싶다.

그러나 고등고시와는 인연이 닿지 않았는지 아버님은 고시를 포기하고 전국을 돌며 사업을 하셨다. 애초에 고시공부를 하고자 했던 분이니 사업에 재능이 있었을리 없다는 생각이 든다. 고작해야 1년에 몇 번 집에 들렀던 것을 보면 사업도 잘 안되고 가정도 잘 챙기지 못하셨던 것 같다. 그 여파로 늘 생활고에 힘겨워하던 어머니는 나와 동생에게 하소연을 하곤 했다.

40년 전, 어린 시절의 압구정동은 지금처럼 개발되기 전이라 환경이 완전히 달랐다. 동네에서 바로 한강에 나가 조개도 잡고 주변에 초가집과 배나무가 즐비하던 시절이었다. 밭에서 나오는 거름 냄새가 진동해 늘 친구들과 코를 잡고 등하교를 하곤 했다.

초등학교 때부터 조용하고 평범한 학생이었지만 성적은 괜찮은 편이었다. 그래서 휘경중학교에 들어가자마자 첫 시험에서 전교 1등을 했다. 당시 전교 2등이 평균 93점이었는데 내가 97점을 받는 바람에 입학과 더불어 단연 주목받는 학생이 되었다. 이 때 느꼈던 자긍심은 3년 내내 공부에 더욱 진력하게 만든 동기가 되었다. 첫 단추를 잘 끼웠던 것이다.

휘경중학교 1학년 때 소중한 인생 교훈 하나를 배우는 사건을 만나게 된다. 반에서 공부로는 거의 꼴등인 친구 K가 있었다. 당시 학교 분위기는 공부를 잘하는 아이들과 못하는 아이들이 별로 친하게 지내지 않는 편이어서 K와 나는 별다른 교류가 없었다. 친하게 지낼 만한 연결고리도 찾기 힘들었지만 한편으로는 서로가 다른 종족들 같은 느낌이 있었던 것 같다.

어느 날 K가 4컷 짜리 만화를 그렸다며 친구들에게 보여 주었다. 옆에 앉아 있던 나도 곁눈질로 슬쩍 보았는데 그만 깜짝 놀라고 말았다. 그림 솜씨가 얼마나 좋은지 만화가가 그린 것 같았기 때문이다. K는 그 자리에서 직접 그림을 그려보이기도 했는데 정말 감탄스러웠다.

그동안 나에게 있어 K는 그저 공부 못하는 친구에 불과했다. 그런데 이런 재능을 갖고 있는 것을 보니 갑자기 그가 새롭게 보이고 존경스럽기조차 한 것이 아닌가. 그림에 있어서만큼은 내가 감히 넘볼 수 없는 경지에 이른 친구를 보며 내 마음에 큰 울림이 일었다.

"공부는 내가 전교 1등이지만 그림은 K가 전교 1등이다. 저 친구는 공부는 못하지만 그림솜씨가 좋고 나는 공부를 잘하지만 저 수준의 그림을 그리는 것은 꿈도 꾸지 못한다. 인간은 누구나 잘하는 것과 못하는 것이 골고루 있구나. 누구나 자기만의 전교 1등이 있다."

그때부터 나는 단지 공부를 못한다는 이유로 은근히 무시했던 K를 다시 보게 되었으며 다른 사람들을 대할 때에도 그가 가지고 있는 장점들을 보는데 집중하게 되었다.

신기하게도 이 때부터 사람들과의 관계가 좋아지기 시작했다. 친구들도 많아졌으며 고루 잘 사귀게 되었다. 공부만이 최고의 가치가 아니라는 것을 깨달은 뒤부터 나의 개성이나 주장을 선명하게 드러내는 대신 상대의 의견에 잘 맞춰 주었기 때문인 것 같다.

중학교 시절은 우등생으로서 인정도 받고 교우관계도 원만해서 무난하게 잘 보내고 있었지만 항상 마음 한 구석에는 외아들인 내가 집안을 일으켜야 한다는 생각이 있었다. 고생하시는 어머니를 볼 때마다 그런 부담감은 더욱 커졌다.

고등학교에 진학하고부터는 친구들을 대상으로 아르바이트를 했다. 방과 후에 친구들에게 과외 공부를 시켜주었던 것이다. 친구들은 학원강사나 과외선생보다 내 설명이 머리에 쏙쏙 더 잘 들어온다며 아주 좋아했다.

친구 사이인 만큼 정식 과외비라고 할 수는 없었지만 시간에 대한 일종의 수고비로 약간의 수입이 생기게 되었다. 늘 가난했던 내게는 그렇게 해서 생긴 돈이 매우 요긴하게 용돈으로 쓰였다. 가끔씩은 어머니에게도 갖다 드렸다.

이렇게 고등학교 시절부터 친구들을 가르친 경험은 대학교에서도, 또한 대학을 졸업한 뒤에 족집게 과외선생으로 활동하는 기초가 되었으니 인생은 참으로 아이러니하면서도 재미있다는 생각이 든다.

월광소나타 1악장

청소년기는 나에게 우울했던 기억으로 남아 있다. 늘 공부를 열심히 했고 성적도 최상위권이었지만 어려운 가정환경과 그로 인한 상처들로 인해 나의 자존감은 높지 않았다. 우등생이었음에도 불구하고 마음 깊은 곳에서는 언제나 열등감을 갖고 있었다. 해방구가 필요했다.

친구들과도 잘 지내고 어떤 주제든 내 생각을 잘 표현하는 편이었지만 무의식 속의 나는 언제나 진한 아픔 속에서 의기소침해 있었다. 어려운 집안을 남자인 내가 일으켜야 한다는 책임감이 나를 짓누르고 있었던 것이다.

그런 어느 날 뜻하지 않은 소소한 기쁨이 나에게 다가왔다. 고등학교 1학년 때였다. 당시 학교에서는 점심시간마다 음악을 틀어 주었다. 도시락을 먹은 뒤 음악을 들으며 마음을 가다듬으라는 학교 측의 배려였을 것이다. 그런데 이 시간마다 어김없이 들려오는 곡이 바로 베토벤의 월광소나타 1악장이었다.

우리 귀에 익숙한 이 피아노곡은 워낙 유명해서 대부분의 사람들이 그 곡조를 잘 알고 있다. 제목은 모르더라도 어디선가 많이 들어 본 익숙한 곡일 것이다. 베토벤이 1800년부터 1801년 사이 작곡한 곡으로 기존의 소나타 스타일을 뛰어넘는, 새로운 낭만주의 작품으로 직설적이고 시적이며 환상적이란 평을 듣는 곡이다.

달빛을 나타내는 월광이라는 부제는 독일의 시인이자 음악평론가인 루드비히 렐슈타프가 베토벤 사후 5년 뒤인 1832년에 이 1악장이 "달빛이 비친 루체른 호수 위에 떠 있는 조각배 같다"는 문학적 비유를 한 것이 계기가 되어 월광이라는 이름이 붙게 되었다고 한다.

월광은 그 감미로운 곡조로 많은 사람들로부터 끊임없는 사랑을 받아왔고 많은 예술가들에게도 영감의 원천이 되어 주었다. 점심시간마다 들려오는 이 월광소나타는 당시 감성에 목말라 있던 나의 귀를 완전히 사로잡았다. 조용히 눈을 감으면 그 곡조가 저절로 귀에서 들리는 것 같았다. 어느샌가 음악은 점점 나를 위로하는 가장 좋은 친구가 되고 있었다.

그러다 문득 '나도 월광소나타를 피아노로 칠 수 있을까?'라는 생각이 머리를 스치고 지나갔다. 그 음악을 연주하는 내 모습을 상상하면 가슴이 뛰었다. 내가 좋아하는 음악을 직접 연주하고자 피아노를 배우고 싶다는 욕망이 강렬하게 내 몸을 사로잡았다. 그러나 당시의 어려운 가정형편에 피아노 레슨이란 도저히 있을 수 없는 사치였다.

그럼에도 피아노에 대한 열망을 멈출 수가 없었다. 일단 시도를 해보기로 했다. 먼저 아무도 없는 음악실에 들어가 피아노 건반을 두드려 보았다. 손가락은 무거웠고 음의 높이도 제각각이었다. 우선 동요곡집을 한 권 마련했다. 그리고 곡조의 음계를 외운 다음 피아노 건반에 하나 하나 번호를 매겨 순서대로 치는 연습을 시작했다. 제일 먼저 음계를 외운 곡이 홍난파의 동요 '무지개'였다.

알쏭달쏭 무지개 고운 무지개 / 선녀들이 건너간 오색 다린가
누나하고 나하고 둥둥 떠올라 / 고운다리 그 다리 건너 봤으면
알쏭달쏭 무지개 고운 무지개 / 선녀들이 두고간 오색 띠인가
둥실둥실 떠올라 뚝 떼어다가 / 누나하고 나하고 매어 갔으면

혼자서 얼마나 연습을 많이 했는지 30년이 넘은 지금도 이 가사

가 선명하게 기억난다. 음계에 매긴 번호대로 피아노를 쳐서 이 동요의 음정이 내 귀에 들렸을 때의 기쁨은 이루 말할 수 없었다.

이 동요집을 한 달 만에 통째로 외워 음자리표대로 건반 연습을 했다. 동요를 모두 칠 수 있게 된 다음에는 가장 쉬운 피아노 소곡집을 사서 다음 단계를 연습하기 시작했다. 그렇게 한 권, 한 권, 단계별로 소곡집을 섭렵해 나갔다.

가르쳐주는 사람도 없었고 어떤 순서에 따라야 하는지 교본도 없는 철저한 독학이었다. 집에 피아노가 없으니 학교나 친척집에서 몰래 눈치 보며 쳐야 하는 것이 힘들었지만 피아노를 연습하는 순간의 기쁨은 무엇과도 비교할 수 없었다.

한 때 내가 피아니스트가 되면 어떨까 생각해 보았다. 그저 나 혼자만의 생각이었다. 레슨은커녕 피아노도 마음대로 칠 수 없는 여건에서 도저히 기대할 수 없는 꿈이었지만 피아노를 치는 것만도 좋았다. 조금씩 연주가 늘어가면서 마침내 나를 피아노 앞에 앉게 만든 월광소나타 연주에 도전했다. 각고의 노력으로 제법 들을 만한 연주를 할 수 있게 되었을 때 얼마나 행복했는지.

논어에 나오는 '학이시습지(學而時習之)면 불역열호(不亦說乎)'라는 공자의 말씀이 생각난다. '배우고 때로 익히면 기쁘지 않겠는가'라는 말의 뜻을 피아노를 통해서 느낄 수 있었던 것이다. 좋아하는 일에는 굳이 노력이라는 말을 붙일 필요가 없다. 한 분야를 즐기고 조금씩 완성해 가는 기쁨 그리고 노력 앞에는 장사가 없다는 말을 직접 실천으로 느낀 것이다.

돌이켜 보면 여러 가지로 힘든 시기에 나를 지탱시킨 힘이 바로 이 피아노 연주였다는 생각이 든다. 음계를 외우고 건반 전체를 머리 속에 넣어 나만의 피아노 연주를 하는 동안, 상처 받고 우울한 나의 사춘기가 치유되고 있었던 것이다. 피아노는 자칫 곁길로 빠지거나 방황할 수 있었던 나를 붙잡아 준 든든한 버팀목이었다.

대학입학과 함께 피아노에 대한 미련은 조금씩 사그러져갔다. 그렇게 한동안 잊어버리고 있던 이 월광 소나타를 거의 20여년 만에 연주하게 된 계기가 있었다. 수년 전에 업무차 베트남을 찾았다가 효소에 큰 관심을 보이는 한 베트남 CEO의 집에 초대를 받았을 때의 일이다.

상당한 재산가였던 그 CEO는 나의 방문을 크게 환영하면서 베트남 전통음식을 성대하게 차려 환대를 했다. 맛있는 식사가 끝난 후 베트남 CEO에게 무엇인가 고마움을 전하고 싶었지만 대화도 잘 안 통하는 상황에서 마땅한 표현이 생각나지 않았다. 그런데 갑자기 그 옆에 놓여 있는 피아노가 보였다.

"좋은 음식으로 이렇게 환대해 주셔서 대단히 감사합니다. 감사의 뜻으로 제가 피아노 연주를 한 곡 선사해 드려도 되겠습니까?"

나의 갑작스런 제의에 그 자리에 있던 모든 분들이 크게 박수를 치며 환영했다. 오랜만에 피아노를 치려니 긴장되었지만 베토벤의 월광소타나를 연주하기 시작했다. 시작하기 전까지만 해도 몹시 떨렸는데 막상 음악이 내 귀로 흘러들어오면서 금방 곡조에 심취되었고 편안하게 연주에 몰입할 수 있었다.

연주가 끝나자 자리에 참석한 사람들 모두가 자리에서 일어나 기립박수를 쳐 주었다. 연신 원더풀을 외치던 베트남 CEO는 나를 만나러 한국에 다시 오겠다고 약속하며 악수한 손을 한동안 놓지 않았다.

요즘도 나는 머리가 복잡하거나 조용히 마음을 가다듬어야 할 때면 피아노 건반을 조용히 두드린다. 감성을 솟아나게 만드는 선율 속에서 내 속에 있는 또 다른 나, 음계를 통째로 외우며 연습했던 고교시절의 나를 다시 기억해 내는 것이다. 그리고 그 열정을 간직한 채로 살아갈 것을 스스로에게 다짐하곤 한다.

고소득 과외 대학생

　내가 대학에 입학하던 1985년은 입시 경쟁이 아주 치열한 시기였다. 담임 선생은 나에게 학업성적은 물론 수능성적도 좋아서 연세대나 고려대 혹은 경희대 한의대 정도는 충분히 갈 수 있다고 하셨다. 서울대도 인기학과만 아니라면 원서를 써주겠다고 했다.

　그러나 주변 인척들의 생각은 달랐다. 가정 형편도 어려운 처지에 대학공부를 하는 것은 무리이니 고등학교 졸업 후에 바로 취직해서 돈을 벌라는 것이었다. 동생과 나를 키우느라 힘들어하는 어머니 대신 가정을 도와 가장 역할을 하라는 은근한 압력이었다.

　어린 나로서는 어른들의 이런 충고를 받아들이기가 힘들었다. 당시만 해도 고교 졸업생으로 나서봤자 벌 수 있는 돈은 뻔했다. 성적이 안되면 몰라도 상위권 대학에 갈 수 있는데도 불구하고 당장 집안 살림을 도와야 한다는 이유만으로 생활전선에 내모는 어른들이 참으로 서운했다.

그러나 현실적으로 대학에 입학하더라도 등록금을 마련할 길이 없었다. 또 집도 수원에 있었기 때문에 서울로 진학하면 하숙해야 하는데 그 비용을 어떻게 마련한단 말인가. 첫 등록금만 마련해 주면 입주 가정교사를 하든, 무슨 일을 해서라도 공부를 할 수 있었지만 뾰족한 방법이 보이지 않았다.

결국 서울의 명문대 입학을 포기하고 집에서 통학이 가능한 아주대학교 공과대학을 지원하기로 했다. 내 시선을 사로잡은 것은 성적 우수자에게 4년간 장학금을 제공해 준다는 조건이었다. 뿐만 아니라 프랑스 파리에 연수를 보내주는 제도가 있다는 말에 덜컥 마음을 빼앗기고 말았다. 당시만 해도 해외여행이 자유화되기 전이어서 외국에 나간다는 것을 꿈도 꾸지 못하던 시절이었다.

집에서 다닐 수 있는 위치에다 학비까지 해결됐으니 친인척들도 더 이상 내 결정에 대해 뭐하고 하지 못했다. 그러나 이번에는 내가 다니던 고등학교에서 난리가 났다. 좋은 대학에 갈 수 있는데도 왜 이런 결정을 하느냐며 몇 번이나 원서를 다시 쓰라고 했지만 내 결심을 돌려놓을 수는 없었다.

아주대학교 전체 차석으로 입학한 나는 4년 장학금을 받으며 캠

퍼스 생활을 시작했다. 그러나 미팅을 하고 놀러 다니는, 낭만 넘치는 대학생활과는 거리가 멀었다. 학비는 해결됐지만 책값이나 기타 비용을 모두 내 스스로 마련해야 했기 때문에 바로 고등학교 입시생들을 가르치는 대학생 과외교사로 뛰어들었던 것이다. 이미 고등학교 때부터 친구들을 가르치며 용돈을 벌었던 경험이 있어서인지 대학생이 되어 아이들을 가르치는 것은 아주 수월했다.

공부는 원리 파악이 중요하다고 생각한다. 무조건 암기하면 쉽게 잊는데 반해 원리를 충분히 알고 이를 응용하면 이해도가 높아지기 때문에 기억에 오래 남는다. 학생 개개인의 심리적 특성을 이용하는 것도 학습 지도에 있어 중요한 부분이었다.

내가 가장 잘 가르치는 것은 수학이었다. 시간이 좀 지나자 내가 학생들의 성적을 빠르게 올린다는 소문이 돌기 시작했다. 여기저기서 과외 요청이 밀려들기 시작했다.

과외수업은 가정방문을 통해서 이루어졌는데 한 학생을 맡으면 보통 일주일에 2~3번 정도 가서 2시간 남짓 가르쳤다. 영어나 수학 중에 한 과목만 하기도 했고 과목 전체를 봐줘야 하는 경우도 있었다.

인기 강사가 되면서 수입이 꽤 괜찮아졌다. 처음에는 일반 대학생들이 받는 과외비를 받았는데 인기가 올라가면서 시간이 부족해지자 자연히 과외비도 올라가게 되었다. 재미있는 것은 과외비가 높아지면서 인기가 더 올라갔다는 점이다. 학부모들은 내 과외비가 비싼 것에는 그만한 이유가 있을 것이라 여기고 시간이 없다고 해도 집요하게 아이를 봐달라고 했다.

대학에서 수업을 마치고 나면 하루에 셋 정도, 많으면 네 가정까지 다니며 학생들을 가르쳤다. 당시 내 수입은 웬만한 회사원들보다 나았다. 우리 가정이 생활하고 여동생 학비를 대는 데 부족함이 없을 정도였다.

졸업 후에도 학생들을 가르치던 경험을 살려 학원강사로 일했다. 여기서도 인기가 높았다. 내 강의실에는 언제나 학생들이 넘쳐났다. 나중에는 아버지가 사업하면서 벌려 놓은 많은 채무까지도 갚을 수 있었다.

당시 공대 졸업자가 대기업에 들어가서 받는 초봉이 50만 원 정도였고 석사학위가 있으면 70만 원까지 받았다. 그런데 이 무렵 내가 과외를 해서 번 돈이 많을 때는 월 300만 원에 이르고 있었다.

과외를 포기하고 월 50만 원 받는 직장인이 되느냐 아니면 300만 원 버는 학원강사가 되느냐의 갈림길에서 나는 전혀 고민하지 않고 후자를 택했다. 지긋지긋한 가난을 탈출하는 것이 더 시급했던 것이다. 다람쥐 쳇바퀴 돌 듯이 반복되는 생활이 지루하고 힘들기도 했지만 집안의 가장 노릇을 하고 있다는 것에 만족하며 최선을 다했다.

대학을 졸업한 뒤부터 군 복무를 마치고 서른 살이 될 때까지 강사로서의 삶은 계속되었다. 학생들을 가르치면서 젊은 시절을 다 보낸 것이다. 역동적인 요소라고는 찾아볼 수 없는, 참으로 밋밋하고 특징 없는 삶이었다. 남들이 휴식하고 놀 때가 나에게는 더 바쁜 시간이었고 오히려 아이들이 학교에 가고 남들이 일하는 시간에 여유가 있었다.

어느덧 내 나이 서른에 접어들면서 당시로서는 결혼 적령기를 넘기게 되자 어머님이 걱정스러웠던 모양이다. 아들이 열심히 일해서 돈을 잘 버는 것은 좋지만 혼사길이 막혀서는 안 된다는 생각에 이곳 저곳에 중매를 부탁하셨던 것이다.

그때까지 나는 단 한 번도 곁길로 빠진 적이 없는 모범생이었다. 너무 재미 없고 정형화된 삶을 살아서인지 생각도 아주 보수적이었다. 뿐만 아니라 여자를 사귀기는커녕 제대로 된 데이트조차 해보지 못한 상태였다. 늘 아버지를 원망하는 어머니의 푸념을 듣고 자라서인지 결혼이 과연 내 인생을 행복하게 해줄 것인가에 대한 확신도 서지 않았다.

어머니의 요청으로 첫 번째 맞선을 본 나는 보기 좋게 딱지를 맞았다. 홀어머니를 모신 외아들인데다 집도 없고 재산도 없는 내가 그나마 내세울 것은 또래들보다 월수입이 좀 많다는 것뿐인데 상대는 나의 이런 조건이 영 마음에 들지 않았던 것이다.

결혼은 당사자만 좋아서 되는 것이 아니라 양가의 조건이나 생각이 맞아야 한다. 이런 점에서 나의 조건은 아주 나쁜 편에 속했다. 이렇게 중매를 통해 세 번째 만난 이가 지금의 아내다.

외국어대학교를 나와 당시 서울역 앞에 있는 대우그룹 임원실에 근무하던 아내는 아주 조신하고 차분해 보여서 첫 만남에서부터 호감을 갖게 되었다. 그런데 두 번째 데이트를 하면서 조금 친해지게 되자 아내의 새로운 면모가 느껴졌다. 아주 적극적이고 쾌활하게 행동하는 모습에 당황했던 것이다. 내성적인 내가 이런 여자를 감당할 수 있을지, 역부족이라는 생각이 들었다.

당시 나는 서너번 데이트를 하면 꼭 결혼까지 가야 하는 것으로 여길 만큼 숙맥이었다. 얼굴도 예쁘고 모든 면에서 마음에 들었지만 결혼 상대로 버겁다는 생각이 든 나는 만난 지 두 번만에 바보같이 그만 만나자는 말을 하고 말았다.

말은 그렇게 내뱉었지만 이미 내 마음속에 들어온 그녀는 쉽사리 머리에서 지워지지 않았다. 끙끙 앓고만 있을 뿐 다시 연락할 용기가 없는 것을 눈치 챈 어머님이 나도 모르게 아내가 근무하는 회사로 그녀를 찾아갔다.

맞선 본 남자가 잘나가다가 두 번만에 만나지 말자고 한 것도 황당할 텐데 그 어머니가 불쑥 찾아왔으니 아내가 얼마나 놀랐을지 짐작이 간다. 어머니는 차분하게 상황을 설명하고 그녀를 설득했다.

우여곡절 끝에 우리는 다시 데이트를 시작하게 되었다.

다섯 번 정도 만난 후에 곧바로 결혼 날짜를 잡았다. 당시 장인이 지병을 앓고 계셔서 맏딸인 아내가 빨리 결혼하기를 원했다는 것도 한 이유가 되었다. 나보다 다섯 살 어린 아내와의 만남, 그 인연이 나를 효소의 세계로 진입하게 만드는 통로가 되리라는 것을 이때까지만 해도 상상도 못하고 있었다.

효소 1 세대 연구가
이정의 선생

1997년, 아내와 고작 다섯 번 만나고 결혼한 나는 장인인 이정의 선생이 사업을 한다는 것만 알았지 무슨 사업을 하는지는 전혀 모르고 있었다. 아내에게 자세히 물어 보지도 않았고 아내도 내게 특별히 이야기를 하지 않았다. 가정 형편이 우리와 달리 어렵지 않게 사는 정도로만 알았을 뿐 딱히 관심을 가질 새도 없었다.

결혼 후 나는 아내에게 "내가 충분히 먹여살릴 테니 회사를 다니지 말고 집에서 살림이나 하라"며 큰소리를 쳤다. 사실 그렇게 말하는 데에는 나만의 이유가 있었다. 어려서부터 아버지가 거의 안 계셨던 나는 청소년기를 보내면서 온 가족이 모여 오손도손 행복하게 사는 모습을 너무나 부럽게 바라보았기 때문이었다.

아내는 정말 당시 잘나가던 대기업 대우그룹을 바로 그만 두었다. 허니문 베이비가 생겨 입덧도 심하고 배도 불러와 계속 직장을 다니기가 눈치 보이는 상황이 되었던 것이다.

결혼 1주년 쯤 되었을 무렵, 장인어른으로부터 좀 보자는 연락이 왔다. 무슨 일인가 하고 퇴근길에 댁에 들렀는데 나로서는 생각도 못하던 몹시 섭섭한 말씀을 하시는 게 아닌가.

"전 서방, 잘 지내고 있지? 자네가 신경을 많이 써 주게나. 그리고 한 가지 분명히 해 둘 것이 있어 불렀다네. 내가 효소공장을 운영하는 것은 이미 알고 있을 것이네. 앞으로 이 사업을 누군가는 이어받아야 하는데 자네 처는 안하겠다고 펄쩍 뛰고 있다네. 그래서 둘째 딸에게 맡기려 하고 있으니 자네는 내 사업과 공장 일에 특별히 신경 쓸 필요가 없어. 그저 자네 일만 열심히 하면 되네."

장인의 말씀은 마치 내가 처가의 재산에 관심을 보이고 있고 회사 운영에도 좀 관여하려고 하는 것에 쐐기를 박는 듯한 어조였다. 그때까지 장인이 무엇을 하는지도 몰랐고 사업에 관여할 생각도 전혀 없었던 터라 자존심이 확 상했다. 그러나 장인 앞이라 대꾸를 못하고 "잘 알겠습니다"라고 대답한 뒤 집으로 돌아오는데 속이 부글거렸다.

집에 돌아와 처음으로 아내에게 장인이 무슨 사업을 하시는지 물었다. 효소공장을 한다는 것을 그때 처음으로 알았다. 효소에 대해서는 들어본 적도 없어서 그게 뭐냐고 물으니 아내는 질문에는 들은 척도 안 하고 "효소공장은 골치만 아프고 돈도 안 되니 신경도 쓰지 말라"고 했다. 그동안 아버지가 사업하는 것을 옆에서 지켜보니 만드는 과정도 어렵거니와 판매하는 것은 또 얼마나 힘든지 머리에 쥐가 날 지경이라는 것이었다.

아내는 효소 제조에서 유통까지 하는 장인을 옆에서 오랜 기간 지켜보며 마음고생하시는 모습을 자주 보았다고 했다. 돈을 떼이는 경우도 부지기수였다고 한다. 게다가 당시 효소 기계 문제로 재판까지 걸려 있는 상태였다. 알았다고 대답은 했지만 마음 한 쪽이 찜찜한 것은 어쩔 수 없었다.

장인은 우리나라에 효소가 처음 들어온 40여년 전 국내 최초의 효소 회사인 우일효소에서 일하다가 회사가 부도 나자 생산직원을 인수해 나라효소라는 회사를 세우고 효소 제품을 본격적으로 개발하기 시작했다. 우리나라 효소생산의 1세대였던 장인이 만든 첫 제품은 대 성공이었다.

입소문을 타고 효소는 잘 팔려 나갔다. 건강에 대한 국민들의 관심이 높아지고 효소의 효능도 인정받기 시작하면서 이루어진 성과였다. 장인이 운영하는 회사는 물론 전국에 있는 대리점들도 돈을 많이 벌었다.

그 무렵 지금도 온 국민이 기억하는 IMF 외환위기의 여파가 모든 업종에 미치기 시작했다. 효소업계도 예외가 될 수 없었다. 아니 더 큰 직격탄을 맞았다. 직장을 잃고 수입이 반토막이 나 있는 사람들이 당장 급하지도 않은 건강보조식품을 사먹을 리 없었다.

장인이 만든 효소는 점점 창고에 쌓여만 가는데 전국의 대리점들은 하나 둘 계약을 취소하기 시작했다. 그동안 돈은 많이 벌었지만 이제 효소는 한물갔으니 다른 사업을 해야 한다고 생각했던 것이다.

지병까지 앓고 있던 장인 어른은 엎친데 덮친 격이 되자 너무나 힘들어 하셨다. 더구나 큰딸이 결혼하기 3년 전에 장모님이 의료사고로 돌아가시는 아픔까지 겪으신 터였다. 아내에 따르면 두 분의 금실이 유별나게 좋아서 그 사고로 장인이 매우 힘들어 하셨다고 한다. 어찌 보면 장모님이 돌아가신 뒤로 지병을 얻은 것 같기도 했다.

외환위기의 여파로 사업이 큰 어려움을 겪다 보니 애초에 장인이 사업을 물려주려고 생각했던 처제도 사업을 맡지 않겠다고 한 것 같았다. 사면초가가 된 장인은 결국 나를 다시 부르셨다.

"전 서방, 내가 몸이 힘들어서 공장을 가기 힘드니 자네가 한 번씩 내려가 현장을 봐주면 좋겠네."

나는 그 자리에서 바로 거절했다. 효소에 관해 전혀 모르는 터에 섣부르게 관계하기가 어렵다고 에둘러 말했지만 실은 예전의 상처가 아직 가슴 깊이 맺혀 있었던 것이다. 더구나 사업이 기울어지는 상황에서 내게 손을 내밀었다는 생각에 기분도 좋지 않았다.

당시 나는 과외교습과 학원강사를 해서 번 돈으로 새로운 사업을 고민 중이었다. 나보다 먼저 결혼한 여동생이 막 한국에 도입된 브랜드 편의점을 몇 개 받아서 아르바이트생을 고용해 운영하면 좋을 것이라는 제의를 했다. 그래서 동업을 고려하고 있는 중이었다. 한편으로는 그동안의 경험이 있으니 학원을 인수해서 운영하는 것도 좋을 것 같았다.

거절은 했지만 어쨌든 아내에게 장인의 제의를 전했다. 아내 또한 나와 생각이 같았다. 우선 장인과 나는 성격도 안 맞는데다가 학생들만 가르치느라 세상 물정을 잘 모르는 내가 효소 회사를 운영하기는 힘들다는 것이 아내의 판단이었다.

그러나 결정을 내린 후에도 마음 한구석에 장인어른의 초췌한 모습이 떠나지 않았다. 영 마음이 불편했다. 만일 이전에 장인의 섭섭한 말씀이 없었다면 회사를 돌봐달라는 부탁을 거절한 것이 별로 마음에 걸리지 않았을 것이다.

말하자면 나는 장인에게 복수를 한 셈이었다. '나를 처가 재산이나 노리는 놈으로 보신 모양인데 이제 아니라는 걸 확실하게 아시겠습니까?'하고 말이다. 다른 누구에게보다 나에게 부탁 말씀을 꺼내기가 힘들었을 텐데 말이다.

장인은 효소 제조에 있어서만큼은 아주 철저하게 장인정신으로 뭉쳐 있는 분이었다. 본인이 효소를 복용하고 건강을 되찾으면서 사업을 시작하게 된 경우였기에 효소에 대한 애착도 남달랐다.

장인은 좋은 품질의 효소를 제조하는데 집중하셨고 유통과 판매는 원만한 성격의 장모님이 관리해서 회사가 잘 경영되었다고 한다. 효소의 효능과 작용 원리에 대한 해박한 지식과 그것을 설명하는 일에는 누구도 장인을 따라올 사람이 없을 정도였다.

내내 불편한 마음을 붙잡고 있다가 결국 사위로서 최소한의 도리는 지켜야겠다는 생각에 대전의 효소공장에 내려가 보기로 했다. 장인이 경영하던 회사에는 스무 명 남짓한 직원들이 있었다. 연구원과 제조를 담당하는 직원, 유통 관련 직원 등이 있었는데 회사가 어려워서인지 오너가 잘 살피지 않아서 그런지 입구에 들어서면서부터 어수선한 분위기가 느껴졌다.

그나마 그동안은 장인의 매제가 일을 봐주어서 그런대로 돌아가고 있었지만 리더가 없는 회사는 그야말로 뒤죽박죽이 되어 있었다. 회사를 살펴보니 일주일에 한 번씩 내려와서 체크하는 것만으로는 어림도 없어보였다. 회사 경영이 정상화되기 위해서는 본격적으로 자리를 잡아야 할 상황이었다.

다시 고민이 시작되었다. 나와 상관없는 일이라고 생각하려 해도 아픈 몸으로 초췌해진 장인의 모습이 자꾸 떠올랐다. 힘들게 이야기를 꺼내셨을 텐데 나마저 외면한다면 얼마나 낙심하실지 걱정이 되었다.

내 마음도 편하고 싶었지만 한편으로는 이렇게 힘들고 곤경에 처했을 때 도움이 되어야 나중에 아내에게 큰소리 칠 수 있을 것 같다는 생각이 들었다. 잠시 학원강사로서의 생활을 접는다고 해도 나를 원하는 곳은 많았기에 언제든 다시 복귀할 수 있다는 것도 결심을 굳히는 요소가 되었다. 마음의 결단을 내리고 다시 장인을 찾아뵙기로 했다.

한국 최초의 효소,
원기소

"아버님, 언제까지 될지는 모르겠지만 회사에서 일해 보겠습니다. 많이 가르쳐 주십시오."

병석에 계신 장인의 얼굴이 갑자기 환해졌다. 두 딸이 모두 사업을 안 맡겠다고 하는 마당에 그나마 사위가 이 일을 하겠다고 하니 그제야 마음이 놓이시는 모양이었다. 가업을 이어가게 하고 싶었던 꿈이 가능해진 것이다.

가족과 다름 없는 사위이긴 했지만 공과 사를 엄격히 구분해서 월급을 150만 원씩 받기로 했다. 그 정도면 당시 내 또래 직장인들이 받는 월급과 비슷한 수준이었다. 효소의 '효'자도 모르던 내가 자의 반 타의 반으로 장인이 운영하던 나라효소라는 회사에 나가게 된 것이다. 그 곳에서 나는 효소에 대해 아주 기초적인 것부터 배우기 시작했다.

여기서 우리나라의 효소 역사에 대해 좀 짚고 넘어가야 할 것 같다. 아마 어느 정도 나이 드신 분들은 '원기소'라는 영양제를 기억할 것이다. 흰색 플라스틱 통에 빨간색 글씨로 '원기소'라고 씌어 있었는데 씹어 먹는 작은 정제 형태로 되어 있고 맛은 좀 강한 편이다.

일본의 기술로 만들어 한국에서 판매되던 이 원기소가 우리나라 효소의 시초라고 할 수 있다. 당시에는 효소의 개념을 아는 사람이 거의 없어서 그저 몸에 좋은 영양제로 통칭되었는데 바로 보리를 원료로 만든 효소였던 것이다. 그런데 원기소를 생산하던 S약품이 부도나면서 생산이 중단된 뒤로 안타깝게도 그 원천기술까지 사라지고 말았다.

이후 기자 출신인 N 회장이 일본에 갔다가 현미효소가 선풍적인 인기를 끌며 판매되는 것을 보고 이를 수입해 한국에서 판매하게 된다. 이 상품은 일본인과 체질이 비슷한 한국인들에게 엄청나게 인기를 얻어 이른바 대박을 쳤다.

당시 효소는 모든 대사증후군 환자는 물론 말기 암환자에게도 좋은 것으로 소개됐다. 1980년대, 급속한 경제성장이 이뤄지고 건강에 대한 관심도 높아지면서 일본에서 큰 인기를 끈 현미효소가 우리나라에서도 날개돋친 듯이 팔려나갔다.

당시 장인어르신 내외도 이 효소를 드시고 상당히 몸이 좋아졌다고 한다. 이렇게 좋은 건강식품이라면 사업을 해도 좋겠다고 판단한 장인은 처음에는 효소 대리점으로 시작하게 되었다. 효소가 잘 팔리고 호황을 맞이하게 되자 회사 오너인 N 회장이 조금 더 적극적인 사업 방향을 모색하게 되었다. 즉, 무한정 일본 제품을 수입해서 일본만 좋은 일을 시킬 것이 아니라 한국에서도 이 효소를 직접 생산해 보자는 것이었다.

그는 직원들과 함께 수차례 일본 공장을 방문해서 생산 과정을 익힌 뒤, 효소연구소를 설립하고 국내산 제품을 만들어 내기 시작했다. 자체 브랜드로 생산된 효소는 더욱 큰 수익을 내며 판매되었고 그에 따라 유통 조직도 확대되었다. 장인어른도 여러 곳에 대리점을 내며 사업을 확장해 나갔다.

문제는 N 회장이었다. 효소 사업으로 번 회삿돈을 부동산 투자에 유용하다가 그만 흑자부도를 내고 만 것이다. 유통조직을 이끌고 계셨던 아버님도 큰 피해를 볼 상황이고 전국의 다른 대리점들도 회사가 문 닫는 것을 원하지 않았다. 부득불 아버님이 회사를 인수하게 되었다.

회사를 인수한 아버님은 '나라효소'라는 브랜드로 공격적인 영업을 시작했다. '나라효소'에서 맨 처음으로 출시된 제품은 소비자의 호응이 좋아서 기대가 컸다. 그러던 차에 예상치 못했던 외환위기사태를 만나 고전을 겪게 된 것이었다.

매출이 확 줄자 공장을 정상가동시킬 수 없었다. 소비가 안되고 있는 상황에서 무작정 많이 만들어 쌓아 놓을 수가 없었기 때문이다. 그렇다고 직원들을 손놓게 할 수도 없어서 시설의 반만 가동을 했는데 그마저도 판매가 쉽지 않았다.

N 회장의 경우에는 생산만 했었지만 이제 생산과 유통을 모두 책임져야 하는 아버님의 입장에서는 판매가 저조하면 이중고를 겪어야 하는 상황이었다. 바로 이런 상황에서 생산도, 유통도 전혀 모르는 내가 병석에 누운 아버님을 대신해 구원투수로 투입된 것이었다.

그동안 아이들만 가르쳤을 뿐, 사업에 대해서는 전혀 몰랐고 더구나 효소는 완전히 새로운 분야라서 무엇을 어디서부터 시작해야 할지도 몰랐지만 일단 시작한 만큼 열심히 일을 배워야겠다는 생각이 들었다.

효소를 만들어서 파는 곳이니 무엇보다 효소에 대해 알아야 했다. 우선 영양학과 교재인 효소학개론을 구해서 읽으며 효소에 대해 집중적으로 배우기 시작했다. 그리고 집도 공장이 있는 대전으로 옮겨 본격적으로 회사 일을 챙기기 시작했다.

우선 회사와 대리점들 사이의 수금 상황을 체크하기 시작했다. 수금이 제대로 되지 않고 있는 대리점들을 방문해 체크하다 보니 대리점에서는 분명 대금을 지불한 것으로 돼 있는데 회사장부에는 미납으로 돼 있는 것들이 제법 많았다.

대리점에서 지급한 대금이 회사에 입금되지 않았다면 중간 역할을 하고 있는 영업사원들의 잘못이라고밖에 할 수 없었다. 기강이 말이 아니었다. 아버님이 병석에 계시면서 잘 챙기지 못하는 동안 시스템이 무너진 것이었다.

나는 장부를 하나 하나 대조하고 문제점을 찾아서 영업사원들이 변명하지 못할 증거를 들이대며 추궁을 했다. 그렇게 하면 자신의 잘못을 시인하고 변상하거나 앞으로 이런 일이 없도록 주의하겠다고 할 줄 알았다. 그러나 사원들의 반응은 내 생각과는 완전히 달랐다.

"아니, 어디서 새파란 젊은 놈이 사위랍시고 낙하산을 타고 와서 날뛰나? 영업에 대해 아무 것도 모르면서."

자리를 박차고 나가거나 사표를 쓰는 사람도 있었다. 나갈 때 나가더라도 횡령한 부분은 메꿔 놓는 게 상식이지만 그들은 사표를 쓰는 것으로 모든 책임을 회피하려 했다. 어이가 없었지만 어쩔 수 없이 감수해야 했다.

엉망이 된 유통망을 재건하는 일도 쉽지 않았지만 한편으로는 생산라인도 점검해야 했다. 당시 아버님은 회사를 인수하면서 전자동 시스템으로 움직이는 발효기기를 설치한 상태였다. 전자동이라고 하니 몇 번만 해 보면 효소 생산은 큰 문제 없이 해낼 수 있을 것 같았다.

　얼마 후, 기회가 왔다. 그동안 눈으로 봐 온 곡물발효 작업을 이 번엔 나에게 책임지고 해보라고 아버님께서 지시하신 것이다. 그동 안 기계에 대해 공부하고 메모하며 작동법을 익혀 놓았기 때문에 자 신이 있었다. 아직까지 나를 못 미더워 하시는 아버님의 불신을 해소 할 기회가 왔다 싶었다.

2년 치 연봉을
한 방에 날리다

장인이 처음으로 맡긴 발효공정을 위해 쌀과 보리 등 최상품 원료 1500만 원어치를 매입했다. 특급호텔의 음식이 보통의 식당 음식과 가장 차이나는 점은 무엇보다 재료의 차이라고 할 수 있다. 신선한 양질의 식재료야말로 최고의 요리를 만드는 기본이 되는 것이다.

곡물효소를 만들 때에도 결국은 좋은 재료가 좋은 제품으로 나오게 된다. 그러므로 좋은 곡물효소를 만드는 과정은 최상품의 곡식을 잘 구입하는 것에서부터 시작된다고 할 수 있다. 국내산 중에서도 곡물에 따라 어느 지역에서 나오는 것이 가장 좋은지를 잘 알고 있어야 하는 것이다.

아버님이 큰 맘 먹고 효소 제작을 맡겨주신 만큼 제대로 된 결과를 보여드려야 했다. 그동안 열심히 공부하면서 보고 배운 것들을 기본으로 삼아 곡물효소 만들기의 정석대로 차근차근 일을 시작해 나갔다.

먼저 최상급 곡식 원료를 선별해서 깨끗하게 세척했다. 곡식에 들어있는 불순물을 걸러내고 살균처리까지 해서 완벽한 상태가 되면 이를 발효탱크에 넣게 된다. 여기에 미생물의 발효원료인 숙주를 넣은 뒤 발효를 일으키기에 가장 좋은 최적의 온도와 습도를 맞추어 준다.

이 과정에서 우리 몸에 유익한 발효균이 가장 많은 상태로 만들기 위해서는 발효 시간을 정확하게 맞추는 노력이 요구된다. 적정 시간이 경과하면 미생물이 너무 많아지기도 하고 온도가 높으면 타버리기도 하며 습도가 높으면 미생물에 다른 변화가 생기기도 한다. 또한 숙주균 이외에 다른 균이 들어가지 않도록 특별히 신경써야 한다.

이런 모든 과정을 거쳐서 우리가 원하는 최고의 발효 상태에 이르렀을 때 꺼내서 건조시키면 이 것이 바로 효소의 기본 상태가 되는 것이다. 이 것을 원하는 형태로 가공하는데 과립형, 분말형, 정제형으로 나누어 포장한 다음 검수과정을 거쳐 제품으로 만드는 것이다.

그런데 이 곡물발효 중에서 가장 중요한 것이 바로 발열반응단계이다. 보통 발효탱크에 들어간 곡물은 미생물과 섞여 48~52시간을 지내게 된다. 이 시간 중에 발열반응이 일어나는데 반응이 적으면 발효가 되지 않고 과하면 부패되어 버린다.

정신을 바짝 차리지 않으면 안 되는 '마의 50시간'인 셈이다. 이 단계에서는 자동시스템을 갖춘 기계도 믿으면 안 된다. 오로지 사람이 지켜서서 발효 상태를 눈으로 보면서 15분 간격으로 철저하게 체크해야 한다.

아무리 좋은 첨단의 기계도 완벽하지 않기 때문에 사람의 눈으로 확인하고 또 확인하면서 이상이 있으면 즉각 조치해야 한다. 눈을 부릅뜨고 지키고 서서 온도와 습도, 공기압 등을 수동으로 조정해야 하는 것이다.

가장 중요한 것은 발열반응이 일어나는 시점에 발효탱크 시스템을 수동으로 제어해야 한다는 사실이다. 상태를 보면서 제어해 주지 않으면 발효되던 곡물이 순식간에 부패 쪽으로 방향을 틀어버리기 때문이다.

그 시간은 실로 순식간이어서 긴장의 끈을 늦추고 타이밍을 놓치면 끝장이었다. 또한 제대로 시간을 조절하지 못하면 발열반응으로 인해 온도가 올라가서 80도를 넘기면 곡물이 타버리는 경우도 있었다.

정신을 바짝 차리고 발효탱크 옆에 다가앉았다. 곡물이 기계에 들어간 시간을 따져 보니 가장 중요한 발열반응이 새벽 2시부터 4시

사이에 일어날 예정이었다. 발열반응을 한 번 본 적이 있긴 하지만 처음 해보는 일이라 미숙할 수밖에 없었다. 언제부터 수동제어를 해야 하는지 잘 판단이 서지 않아서 조금만, 조금만 하고 기다리다가 그만 깜빡 잠이 들고 말았다.

그 순간을 생각하면 지금도 온 몸에 소름이 돋는 듯하다. 중요한 시험공부를 해야 하는데 깜빡 졸다가 눈을 떠보니 아침이 되어 있었던 기억을 가진 분이라면 상상이 될 것이다. 아마도 그것의 천 배나 만 배쯤 되는 듯했다고 할까? 아차 하고 눈을 뜨는 순간 감당하기 힘든 엄청난 현실이 눈 앞에 펼쳐져 있었다.

그 잠깐 조는 사이에 수동제어를 해야 하는 골든타임이 지나가버린 것이었다. 정신이 아득하고 손이 다 벌벌 떨렸다. 1998년에 1,500만원이면 꽤 큰돈이었다.

최대한 응급조치는 했지만 잠은 이미 싹 달아나 버린 상태였다. 다음날 아침에 장인을 만날 생각을 하니 오금이 저렸다. 잘 보여서 점수를 따기는커녕 발효를 망쳐 놓았으니 내 자신이 원망스럽고 자괴감이 들었다.

다음날 아침, 내 보고를 들은 장인은 경직된 표정으로 짧고 굵게 한 마디를 던지셨다.

"빵점짜리 효소를 만들었구만. 다 버려라."

간밤에 망쳐 놓은 효소가 제대로 제품화되었다면 내 2년치 연봉인 3000만원 이상의 수익을 낼 수 있었다. 이 거금을 내가 한 방에 날려먹은 것이었다. 쥐구멍에라도 들어가고 싶은 심정으로 고개를 푹 숙이고 있는데 문득 이 원료들을 처리할 수 있는 아이디어가 떠올랐다.

"아버님, 정말 죄송합니다. 그런데 비록 실패했지만 이 곡물효소를 그냥 버리기엔 너무 아깝습니다. 제 생각에 새로 100% 좋은 효소를 만들어서 이것과 섞으면 50% 효소가 되니 그렇게라도 해서 제품으로 판매하면 손해를 만회할 수 있지 않을까요?"

조심스럽게 이야기를 꺼내는데 아버님은 내 말이 끝나기도 전에 대답하셨다.

"그렇게 해라"

내 아이디어에 동조해 주신다는 생각에 조금 힘이 나는 것 같았다. 그렇게라도 해서 손해를 메꿀 수 있다면 다행이리라 싶었다.

"그런데"

나는 다시 아버님의 입을 쳐다봤다.

"그렇게 해서 판매하는 건 좋은데 대신 실패한 효소엔 발암물질이나 유독물질이 있을 수 있으니 그것을 잘 골라내야 한다. 우리 나라효소 제품은 생후 6개월 된 갓난아이도 먹을 수 있는 제품이어야 하기 때문이다."

"그러면 유독물질 골라내는 방법을 알려 주세요."

"그런 방법은 없다."

"……"

바윗돌을 얹어 놓은 것 같은 무거운 침묵이 흘렀다. 한동안 잠자코 계시던 아버님이 다시 입을 열었다.

"너라면 네 자식에게 이 효소를 먹이겠느냐?"

정말이지 할 말이 없었다. 그러나 대답하지 않을 수 없었다.

"먹이지 않을 것 같습니다."

결국 다 버리라는 뜻이었다. 이 엄청난 양을 나의 실수로 다 버려야 한다고 생각하니 미칠 것만 같았다. 야단이라도 치면 차라리 마음이 편하겠는데 가만히 계시니 더 피가 마르는 듯했다.

지금 생각하면 아버님은 내가 실패할 가능성도 염두에 두지 않으셨나 싶다. 된통 실패를 해 봐야 정신을 차리게 되기에 그 중요한 공정을 왕초보인 나에게 선뜻 맡겨주신 것은 아니었을까?

엄청나게 비싼 수업료를 내고 발효공정을 배운 뒤 나는 정신을 바짝 차리게 되었으며 발효전문가로서 장인정신을 갖게 되었다. '자식에게도 안심하고 먹일 수 있는 좋은 제품을 만들라'는 아버님의 말씀은 결국 돈을 따르지 말고 바른 윤리관으로 정직하게 제품을 만들라는 교훈이었다.

이후로 나는 언제나 내가 만든 제품을 꾸준히 먹는다. 그리고 담당 직원에게도 항상 먹어보라고 권한다, 가족들을 포함해 모두가 안심하고 먹을 수 있는 효소, 건강에 도움을 주는 최고의 효소를 만들라는 장인어른의 정신을 늘 기억하며 제품 생산에 임하고 있다.

배추장사와 효소장사

효소를 만들고 포장하고 유통하는 방법을 배우다 보니 어느새 시간이 훌쩍 지나 입사한지 한 달이 되었다. 월급날이 되어 모두들 봉투를 받는데 아버님이 나를 따로 불렀다. 월급을 150만 원으로 책정하긴 했지만 그래도 딸을 데리고 사는 사위고, 일 배우느라 밤낮으로 수고했으니 따로 좀 챙겨주시려나 하는 생각이 들었다.

아버님은 미리 준비한 듯한 흰 봉투를 내밀며 말씀하셨다.

"자, 자네 월급이네. 부족한 액수는 창고에 있으니 찾아서 팔아 쓰게나."

돌아나오면서 봉투를 열어보니 겨우 10만 원이 들어 있었다. 어이가 없었지만 지은 죄가 있는지라 조용히 창고로 가 보았다. 그곳에는 유통기한이 많이 남지 않은 우리 회사의 효소제품이 쌓여 있었는데 다 팔면 내 봉급의 차액인 140만 원을 가져갈 수 있었다.

속이 부글거렸다. 아무리 잘못했기로서니 그래도 사위인데 일반 직원보다 더 못한 대우를 한다는 생각에 화가 솟구쳤다. 그러다 한편으로 생각하니 내가 직원 아닌 사위이기 때문에 이렇게 한다는 생각이 들었다. 결국 이 회사를 맡아서 끌어가려면 생산과 유통뿐만 아니라 직접 판매까지 해 보아야 한다는 가르침을 이렇게 표현하신 것이었다.

"그래, 여기서 항의하거나 못한다고 포기한다면 결국 내가 지는 것이다. 죽이 되든 밥이 되든 부딪쳐 보자."

우리 회사의 효소제품을 어디서 파는 것이 가장 좋을지 곰곰이 생각하기 시작했다. 아무래도 많은 사람들이 모여 있는 아파트 단지가 가장 나을 것 같았다. 가족의 건강을 책임지는 주부들에게 효소의 기능에 대해 잘 알려만 준다면 판매가 어려울 것 같지는 않았다.

깔끔한 양복을 차려 입고 먼저 아파트 부녀회를 찾아가 단지 내에서 제품을 판매할 수 있도록 요청했다. 여기까지는 누구나 일정 수수료를 내면 판매가 가능하도록 내규가 있어 어렵지 않았다. 현수막을 걸고 샘플을 멋있게 전시한 다음 지나가는 주민들에게 팜플렛을 나눠주며 본격적인 홍보를 시작했다.

꽤 시간이 흐르도록 대부분의 사람들이 쳐다만 보고 그냥 지나갔다. 일부는 관심을 보이는가 싶었지만 대부분 나를 지나쳐 내 옆에 자리 잡은 채소장수에게로 갔다. 배추와 무, 오이 등 싱싱한 채소를 싣고 온 허름한 차림의 아저씨가 물건을 다 팔아치우고 보란 듯이 트럭을 몰고 사라지는 동안 말쑥하게 양복을 차려 입은 나는 아예 개시도 못하고 있었다.

첫날이라 너무 서먹하게 말을 못해서 그런 거라고 생각한 나는 다음날을 기대하며 다시 아파트 단지로 갔다. 그러나 둘째 날도, 셋째 날도 결과는 마찬가지였다. 채소장수보다 젊고 옷도 말쑥하게 입었으니 더 잘 팔 것이라 생각했던 예상과 달리 완패를 당하고 만 것이다.

3일간 내가 단 한 개의 효소도 팔지 못하는 사이에 채소장수는 한 차 가득 채소를 싣고 와서는 매일 다 팔고 돌아갔다. 이 사실에 큰 충격을 받은 나는 그 원인을 분석하기 시작했다. 스스로에게 던진 첫 번째 질문은 '채소는 잘 팔리는데 어째서 효소는 안 팔리느냐?'였다.

답이 나왔다. 효소는 섭취 후 어느 정도 시간이 지나야 효능을 느낄 수 있기 때문에 좋은지 나쁜지 그 자리에서 입증이 되지 않는다. 반면 채소는 싱싱하고 좋은지를 눈으로 바로 구별할 수 있다.

아저씨가 판매했던 채소는 싱싱하고 저렴했기에 소비자의 구매욕을 자극해 매매가 손쉽게 이뤄졌던 것이다. 반면 아무리 옷을 잘 차려입고 친절하게 설명해도 효소에 대해 잘 모르는 사람에게는 판매가 되지 않는다.

상품을 사고 안 사고는 결국 소비자의 선택이다. 처음 보는 제품에 대한 신뢰가 없다면 나처럼 3일 내내 서 있어도 한 개를 팔지 못하는 것이 냉정한 현실이었다. 3일이 지난 뒤 현수막을 걷고 철수했다. 그리고 아버님에게 가서 소비자에게 직접 판매하는 방식으로는 답이 없다고 말씀드렸다.

"아버님 저희 효소가 소비자에게 팔리려면 효소에 대한 이해와 믿음이 가장 중요하다는 것을 깨달았습니다. 저희 제품에 대해 잘 알지도 못하고 믿을 수도 없는데 어떻게 이것을 사서 먹을 수 있겠습니까"

"그러면 어떻게 해야 소비자의 신뢰를 얻을 수 있겠나?"

"지금처럼 대리점의 영업사원을 통해 맨투맨 방식으로 파는 것보다 국민들이 일단 믿고 대하는 의사와 한의사, 약사들에게 저희 제품을 인정 받아 판매하는 것이 좋을 듯합니다."

"그래, 그것도 좋은 생각이네. 자네가 그 쪽으로 한번 뚫어 보게나. 요즘 같으면 공장 문 닫게 생겼네."

"요즘 회사 상태가 어떻습니까?"

"공장가동율을 반으로 줄여 생산하는데도 물건이 쌓이고 있어. 비록 지금은 어렵지만 나는 우리 공장에서 매일 효소가 한 트럭씩

출고되는 것을 꿈꾸고 있다네. 그렇게 되면 내가 원도 한도 없겠어. 열심히 하면 될 거야. 힘을 내 보자구.”

사실 장인은 효소를 만드는 데는 일인자였지만 유통과 홍보에는 재주가 없으셨다. 대신 효소의 효능에 대한 설명은 누구보다 잘하셨는데 한두 시간을 훌쩍 넘겨도 설명이 끊어지지 않았다. 누구든지 아버님의 설명을 들으면 반쯤은 효소 매니아가 될 수밖에 없었다.

내가 생각하는 방식은 말하자면 ‘권위에 의한 설득’으로 제품을 판매하자는 것이었다. 사람들은 대개 의사나 약사가 하는 말은 무조건 믿는 경향이 있다. 건강에 관한 전문가라고 생각하기 때문이다. 그렇다면 먼저 의료인들에게 인정을 받는 것이 순서였다. 먼저 한의사인 친구를 찾아가서 자초지종을 설명하고 도움을 줄 수 있는지 물었다.

“진성아, 아무리 우리가 친구 사이지만 내가 이 약을 뭘 믿고 소개하고 판매하니? 효소가 좋다는 건 알지만 네가 만든 제품이 좋다는 것을 어떻게 확인하고 증명하느냐구. 정말 미안한데 우리 공과 사는 구별하자.”

아는 사람들로부터 거절을 당하자 이번에는 무작정 약국에 들어가 효소제품을 소개하기 시작했다. 말을 꺼내기도 전에 손부터 저어버리는 사람들도 있었지만 일단 놓고 가라는 사람들도 있기는 했다. 위탁판매를 해서 팔리면 돈을 준다는 것인데 팔렸는지 확인하느라 자주 올 수도 없는 처지여서 참으로 난감했다. 3개월 후에 와서 보고 팔렸으면 돈을 주고 안 팔렸으면 그냥 가져가라는 약국도 있었다.

그때만 해도 건강식품에 대한 인식이 낮은 때여서 친구를 찾아가도 내가 들고 있는 제품을 보는 순간 인상부터 찌푸리기 일쑤였다. 내가 다단계를 한다고 생각하거나 친구라는 핑계로 물건을 팔러 온 것쯤으로 여겼다. 아예 따끔하게 충고하는 친구도 있었다.

"야, 그렇게 먹고 살기 힘드니? 아무리 힘들어도 이런 것이 친구 사이 멀어지게 한다. 이런 장사는 제발 하지 말아라."

친했던 친구들조차도 인정하지 못하는 효소, 나는 과연 이 일을 계속 해야 하는지 깊은 절망과 회의에 빠졌다. 그 무렵 갑자기 잠실에서 약국을 운영하는 사촌누나가 생각났다. 누나라면 허심탄회하게 내 이야기를 듣고 도움을 줄 수 있을 것 같았다.

효소 매니아
약사 부부와의 만남

　오랜만에 만난 사촌누나는 나의 현재 상황과 효소 판매에 대한 이야기를 듣고 친절하게 조언을 해주었다.

　"그동안 네가 번지수를 잘못 찾았다. 의사든 약사든 그들은 그저 한 개인일 뿐이야. 도움을 줄 수 있는 데 한계가 있어. 그보다 약국을 대상으로 사업하는 약국도매상이나 브랜드약국 체인 대표를 만나서 네 효소제품이 유통될 수 있도록 도움을 받는 것이 빠르지."

　그러면서 누나는 대표적인 브랜드 약국체인 세 곳의 명단을 내게 알려주었다. 이 무렵 약국들은 개별 운영에서 체인 형태로 약을 공동 공급받으며 운영하는 형태로 차차 변화되고 있었다.

　곧장 회원 약국이 가장 많은 브랜드사부터 찾아갔다. 그런데 1위와 2위 브랜드 약국 체인에서는 이미 자사의 효소제품을 준비 중에 있었다. 우리 회사의 효소를 취급해 달라는 요구는 모두 무산되었다.

맥이 빠졌지만 할 수 없이 세 번째 브랜드 약국의 대표를 만났다. 마침 그 대표는 부부 모두 약사인데 효소의 효능에 대해 큰 관심과 믿음을 갖고 있었다. 그동안 효소를 모르는 사람들로부터 하도 거절을 당하다 보니 이런 사람을 만난 것만으로도 기뻤다. 약사 부부와 대화하면서 나는 그동안 효소에 대해 몰랐던 상식들까지 배울 수 있었다.

"저는 효소가 몸에서 얼마나 중요한 역할을 하는지 알고 있습니다. 지금 약국에서는 주로 드링크제와 감기약, 소화제를 많이 팔고 있지만 앞으로는 약국에 효소 제품이 즐비하게 놓여 있을 날이 올 거라고 전망합니다."

모처럼 서로 장단이 맞는 사람을 만나 이야기를 나누니 너무 감사하고 신이 났다. 대표 약사의 말에 의하면 선진국병이자 부자병으로 불리는 대사증후군이 한국사회의 심각한 질병으로 대두될 날이 멀지 않았는데 이 대사증후군에 특효인 것이 바로 효소라는 것이었다. 그 이야기는 나를 정말 흐뭇하게 만들었다.

약사 부부는 효소에 관한 이론적인 공부를 많이 했기 때문에 오히려 내가 배우는 형편이었다. 그동안 효소에 관련된 책 몇 권을 읽은 나로서는 기초적인 이론만 알았지 임상결과나 해외 의료진의 효소 연구결과 등에 대해서는 전혀 모르고 있었다. 약사 부부를 만나 효소에 관해 새로운 사실과 정보들을 얻게 된 것이다.

그 만남 이후 내가 효소의 제조와 판매에만 신경을 썼지 효소의 기능에 대해서는 아직 한참 멀었다는 것을 깨달았다. 더 많이 공부하고 노력해야 진정한 효소 전문가로 거듭날 수 있었다.

약사 부부를 통해 얻은 가장 큰 수확은 미국의 저명한 영양학자 에드워드 하우엘 박사를 알게 된 것이었다. 그의 저서 『효소영양학(Enzyme Nutrition)』이 세계적으로 큰 돌풍을 일으키고 있다는 사실도 그때 처음 알았다.

"인간의 몸에서 일생 동안 생성되는 효소의 양은 한정되어 있으며 이 효소를 모두 소모했을 때 인간의 수명이 끝난다."

효소학 창시자로 불리는 하우엘 박사의 이 말은 효소 관계자 및 영양학자들 사이에서 수없이 인용되고 있었다.

나는 약사 부부에게 효소를 좀 더 공부하고 좋은 제품을 만든 뒤에 다시 찾아오겠다고 한 뒤 조용히 물러났다. 그들을 통해 내가 얼마나 부족한지를 여실히 알게 되고 아직 나설 때가 아님을 깨달았던 것이다.

나는 뭐든 한번 관심을 가지면 엄청나게 집중한다. 효소에 대해 좀 더 정확하고 자세하게 알기 위해 공부를 시작했다.

"효소는 생명의 근원입니다. 효소는 1억분의 1mm밖에 안 되는 단백질 알갱이로, 현미경으로는 보이지만 육안으로는 볼 수 없습니다. 크기는 작아도 음식물의 소화와 영양분의 흡수에서부터 혈액을 정화하고 상처를 치유하는 일에 이르기까지 우리 몸에 꼭 필요한 것이 바로 효소입니다. 한마디로 인간은 효소가 없으면 생존할 수 없습니다."

효소에 관한 책과 연구를 탐독하면서 다른 사람에게 설명하는 방식으로 효소를 연구해 나갔다. 눈으로만 읽지 않고 말로 설명하면 머리에 더 잘 들어오고 기억에도 오래 남았다.

"효소는 소화와 매우 밀접한 관련이 있습니다. 인간은 먹은 음식이 아닌 소화된 음식에 의해 살아갑니다. 모든 음식물은 효소가 음식물을 적절하게 분해해 놓아야 비로소 위와 장에서 소화된다는 것을 알아야 합니다. 소화된 음식만이 영양분으로 바뀌어 사람에게 힘을 줄 수 있습니다. 따라서 몸 안에 효소가 없다면 먹는 음식 자체가 무용지물이 되고 마는 것입니다. 제아무리 좋은 보약을 먹어도 그 자체로는 아무 의미가 없습니다. 뿐만 아니라 소화되지 않은 음식은 오히려 인체에 해를 일으킵니다."

"자, 그럼 우리 몸에 효소가 충분히 들어 있는지 알 수 있는 방법은 없을까요? 아주 쉽고 간단하게 알 수 있는 방법이 있습니다. 밥 먹고 소화 잘되면 아직은 효소가 충분히 있는 것이고, 식사 후에 심하게 나른하거나 소화가 수월하지 않으면 효소가 부족하다고 보면 되는 것입니다. 특히 술, 담배와 과중한 업무에 시달리는 직장인들 그리고 중년층에게는 효소 섭취가 건강을 위한 필수적인 선택이라는 사실을 아셔야 합니다."

"그렇다면 어떻게 효소를 먹어야 한다는 거냐, 아마 이런 궁금증이 들 것입니다. 우선 가장 좋은 효소 섭취 방법은 효소가 많이 들어 있는 과일이나 채소 그리고 된장이나 젓갈과 같은 발효식품을 직접 먹는 방법입니다. 하지만 여기서 문제가 발생합니다. 효소는 열에 매우 약하다는 사실입니다. 효소는 섭씨 45도가 넘어가면 생존할 수 없습니다. 그 때문에 되도록 생야채나 생과일, 그 밖에 생것을 많이 먹는 것이 좋지만 여러 가지 이유로 생식이 어려운 사람들은 평소처럼 식사를 하면서 '만들어진 효소'를 함께 먹는 것이 좋습니다."

효소에 대해 정확하게 알고 설명하는 것과 대충 주워들은 지식으로 말하는 것과는 큰 차이가 있다. 나는 약사 부부와의 만남을 통해 진정한 효소연구가로 다시 태어나겠다는 다짐을 하게 되었고 원서까지 읽으며 효소공부에 진력했다.

전문적인 기술을 이용해서 곡물을 잘 발효시키면 효소가 많이 만들어진다. 우리가 먹는 채소에서 10 정도의 효소를 섭취할 수 있다면 곡물을 완전 발효시킨 효소 속에는 600~800 정도의 효소를 섭취할 수 있다는 사실도 알아냈다. 30대 중반의 나이에 이렇게 나는 조금씩 효소전문가가 되어가고 있었다.

우유 다섯 잔의 승부

약국에서 효소를 판매하겠다는 시도를 잠시 접고 효소 이론 공부와 제품 개발에 매진하고 있을 무렵, 5년간 투병하시던 장인어른이 돌아가셨다. 장인을 자주 볼 일이 없는 사위들과 달리 늘 얼굴을 대하며 정이 들어서인지 마음이 너무 아팠다.

나 혼자의 힘으로 역부족일 때마다 믿고 의지하며 조언을 구하던 분이었다. 아직 그분의 발효기술을 더 전수받아야 할 것 같은데 어느 틈에 모든 것을 나 스스로 결정하고 판단해야 하는 시점이 온 것이다.

나는 장인에게 물려받은 곡물발효 기술을 다시 연구하고 실험해서 효소의 효능을 높이는 데 역점을 두었다. 연구진을 계속 독려하고 정말 제대로 된 제품을 만들어서 최고의 효소회사를 만들자고 스스로에게 다짐했다.

1년쯤 지나 효소 이론과 발효기술에 대해 어느 정도 자신이 생겼을 무렵, 나 스스로 다음날을 기약했던 약국체인 대표 부부를 다시 찾아갔다.

알고 보니 이 분들은 약국에 유통시키는 모든 제품의 선정에 까다롭고 깐깐하기로 유명했다. 오죽하면 당시 이곳 체인과 거래를 튼 건강식품 업체가 한 군데도 없을 정도였다.

"안녕하세요? 일전에 찾아 뵈었던 나라효소 전진성입니다. 그동안 제품을 더 확실하게 업그레이드 했고 효능에도 자신감이 생겨서 저희 제품을 약국 체인에서 판매해 주실 수 있는지 부탁드리러 왔습니다."

약사 부부는 반갑게 맞아주면서도 선을 분명하게 그었다.

"효소가 몸에 좋고 필요한 것은 잘 압니다. 테라피의 핵심인 것은 사실이죠. 그러나 제가 시장조사를 해 본 바에 따르면 효소라고 다 같은 효소가 아닙니다. 저희는 소비자의 신뢰가 중요하기 때문에 체인의 이름에 누가 될 수 있는 제품은 절대 취급하지 않습니다. 그러므로 대표님이 만드신 효소가 국내에서 최고라는 것을 저희뿐만 아니라 회원 약사 대표들이 모인 가운데에서 증명해 주셔야 합니다."

그리고는 회원들이 모일 때 잠시 시간을 줄 테니 우리 회사 효소의 우월성을 증명할 수 있는 프레젠테이션을 준비하라고 했다. 또한 소개하는 제품은 반드시 발효제품이어야 한다고 전제조건을 달았다.

발효제품을 소개하라는 것은 어차피 우리도 곡물발효제품만 생산해 오고 있기에 아무런 문제가 없었으나 최고의 제품이라는 것을 어떻게 증명해야 할지 방법이 떠오르지 않았다. 프레젠테이션 날짜는 다가오는데 정말 난감했다. 장인이 계셨더라면 방법이라도 의논할 텐데 싶어 한숨이 절로 나왔다.

효소는 몸에 아무리 좋은 기능을 하고 약물 못지않은 효과가 있어도 치료제가 아니라 건강보조식품으로 분류된다. 의약법상 건강보조식품에는 '치료'라는 용어를 쓸 수 없다. 그렇다 보니 효소복용에 대한 임상실험이 약과 달리 체계적으로 이루어지지 못하고 있었다. 정확한 임상결과나 데이터도 없이 소비자들의 상태나 반응을 체크하는 것이 전부였다.

오랜 숙고 끝에 내가 가끔 실험을 해 보았던 '효소에 반응하는 우유'로 증명을 해 보이기로 했다. 먼저 시중에 유통되는 대표적인 효소 브랜드 네 곳의 제품을 구해 상표를 다 떼어냈다. 그런 다음 아예 어디 제품인지 분간할 수 없도록 효소가루만 모은 뒤 여기에 우리 회사 제품까지 더해서 총 다섯 종류의 효소가루에 A, B, C, D, E 라고 표시했다.

드디어 발표날이 되었다. 나는 약사들 앞에서 발표를 시작하기 전에 다섯 가지의 효소를 다섯 잔의 우유에 투여했다. 그리고 강의를 마친 뒤 각 우유의 반응이 다르게 나타난 모습을 지켜보도록 했다.

반응은 제각각이었다. 우유가 물처럼 묽어진 것이 있는가 하면 색깔이 바나나색처럼 노랗게 변한 것도 있었다. 약사들은 이 반응을 관심있게 지켜보았다. 나는 약사 대표에게 우유를 보고 제품의 등수를 매겨보라고 했다. 1등부터 5등까지 거침없이 점수를 매기는데 결과를 보니 우리 회사 제품이 맨 꼴찌였다.

우리 회사 효소가 들어간 우유는 몽글몽글 뭉쳐져서 마치 토사물처럼 보였다. 나는 이 제품을 왜 꼴등으로 매겼느냐고 약사들에게 물었다. 그들은 주저없이 "지저분하고 더럽게 보여서"꼴찌를 주었노라고 대답했다.

바로 이 때다 싶어서 차분하게 설명을 시작했다.

"지금 여러분이 꼴등으로 지적하신 우유에 바로 저희 제품이 들어가 있습니다. 외견상 마음에 들지 않아서 꼴찌를 주셨다고 하니 충분히 이해합니다. 그러나 이제 제가 발효에 대해 잘 설명해 드리면 아마 생각이 바뀌실 것입니다."

나는 효소학에 대해 짧지만 힘 있는 강의를 시작했다. 그동안 효소에 대해 충분히 공부한 것이 밑바탕이 되어 주었다.

"인체에서도 여러 종류의 효소가 많이 만들어지지만 곡물에서 생성

되는 효소도 매우 다양합니다. 탄수화물을 분해하는 효소, 단백질을 분해하는 효소도 있고 알코올을 분해하는 효소도 있어 그 역할에 따라 다양하게 작용합니다. 어떤 효소는 우유 속에 있는 단백질을 분해해 영양이 더욱 함축된 치즈를 만들기도 하는데 이것을 바로 고형화 효소라고 합니다."

전문가인 약사들 앞에서 이야기하려니 무척 긴장되었지만 효소에 대해서만큼은 자신있었다. 무엇보다 이 소중한 기회를 놓칠 수 없었다.

"발효가 잘된 곡물일수록 수많은 종류의 효소가 생성됩니다. 따라서 여러 종의 효소가 반응하는 우유에서는 다양한 변화가 일어날 수밖에 없습니다. 그래서 저희 제품이 들어간 우유가 제일 많이 뭉치고 지저분해 보였지만 그만큼 효소 변화를 잘 일으켰다는 증거가 되는 셈입니다. 효소의 기능을 제대로 한 것이죠. 그렇다면 저희 제품은 이제 꼴등이 아니라 일등이겠지요?"

내 말이 끝나자 약사들은 큰 박수로 화답했다. 우유 다섯 잔으로 증명한 프레젠테이션은 대성공이었다. 제품력을 인정받은 뒤 바로 계약을 맺고 약국 판매용으로 납품을 시작했다. 이렇게 해서 우리 나라효소의 제품이 약국에 판매된 최초의 효소가 되었다.

브랜드의 힘은 무서웠다. 약국체인 브랜드를 달고 시중에 나온 효소는 금방 유명세를 타며 잘 팔려나갔다. 우리 회사 제품이 인기를 끌자 이곳 저곳에서 유혹의 손길이 다가오기 시작했다. 약국 유통을 거치지 않고 직거래로 효소를 저렴하게 달라는 것이었다.

나로서는 한 군데라도 더 팔면 수익이 높아지는 일이었지만 약국 체인과의 신의를 저버릴 수 없었다. 신의를 저버리고 돈을 택하다가 모든 것을 잃어버리는 경우를 많이 보아 온 터라 이런 유혹들을 모두 단호하게 거절했다. 이렇게 약국체인과 좋은 관계를 유지하며 5년쯤 지났을 무렵 약국 대표가 불쑥 이런 말을 했다.

"그동안 직거래하자는 전화 많이 받았지? 그중에 절반은 아마 우리가 했을 거야. 신의가 있는 친구인지 떠보려고 한 건데 이젠 믿을 수 있어 밝히네. 하하."

순간 세상이 무섭다는 생각도 들었지만 한편으로는 전국적인 큰 약국 체인을 끌고 가려면 저럴 수도 있겠다 싶었다. 어쨌든 신의를 지킴으로써 약국 체인을 통해 판매망을 넓힐 수 있었던 것은 우리 회사가 한 걸음 더 도약하는데 큰 힘이 되어주었다.

나노칼슘제로
새롭게 도전하다

　건강식품점과 개인에 의해 주로 소개되고 판매되던 효소 제품이 유명 브랜드의 약국 체인에 의해 보급되자 우리 회사 효소는 금세 유명세를 탔고 신뢰를 얻었다. 더구나 소비자들의 호응도 좋아서 이 약국체인과는 그 후로 3년 정도 좋은 관계를 유지했다. 제조원과 판매원, 소비자가 모두 만족했다. 우리는 열심히 만들고 약국은 잘 팔았으며 소비자는 건강이 좋아져 상부상조가 된 셈이었다.

　그러던 중에 약국 체인과의 사이에 돌발적인 변수가 생기게 되었다. 약국 체인 대표의 동생이 새로운 CEO가 된 것이다. 그는 CEO가 된 후 우리 효소의 납품가에 대해 문제를 제기했다. 우리 효소가 다른 제조원에 비해 납품가가 높으니 내려달라고 한 것이다.

우리 회사의 입장에서는 그가 제시하는 액수를 도저히 맞출 수가 없었다. 최상의 재료로 수많은 공장 인원이 최선을 다해 만들고 있는데 그동안 물가가 올라도 효소 가격을 동결하고 있는 상황에서 가격을 더 내려달라는 것은 수용할 수 없었다.

그러자 그는 몇 가지 말도 안 되는 트집을 잡은 뒤 일방적으로 계약해지 통보를 해 왔다. 순진해서 그때는 몰랐지만 나중에 알고보니 우리뿐만 아니라 다른 거래처들도 이미 하나 둘씩 바뀌고 있는 상황이었다. 새 CEO가 자신의 입맛에 맞는 거래처로 바꾸고 있었던 것이다.

어렵게 개척한 약국시장을 포기하고 족보도 없는 작은 회사에 거래처를 넘기려니 속이 쓰렸다. 체인에 새롭게 진입한 효소업체는 발효기술이 전혀 없는 곳이었다. 그저 가격인하로 공급권을 따낸 것으로 보였다.

아무런 실력도 노력도 없이 가격만으로 무임승차한 그 업체가 참으로 얄미웠다. 소비자들은 비슷한 제품이라고 생각해서 그냥 사겠지만 효능에 있어서는 차이가 날 것이고 이것은 시간이 지나야만 알 수 있는 문제였다.

나와 오랫동안 거래했던 예전 대표가 나의 씁쓸한 마음을 읽었는지 따로 불러서 말했다.

"전 실장, 억울하죠? 억울해도 할 수 없어요. 팔은 안으로 굽는다고 하잖아요. 내가 동생에게 CEO 권한을 일임한 이상 동생의 판단에 맡기는 수밖에 없어요. 정 억울하면 남자답게 비즈니스로 이야기해요. 훗날 전 대표가 성공하면 이기는 것이고 실패하면 지는 것입니다."

맞는 말이긴 하지만 참으로 사업의 세계가 냉혹하고 비정하다는 생각이 들었다. 그날 집에 와서 혼자 많이 울었다. 이렇게 치열한 서바이벌 현장에서 이기고 생존하려면 힘을 키워야 한다는 생각이 들었다. 몇 번이나 나 자신에게 현실을 잘 이겨내자고 다짐하고 또 다짐했다.

그동안 매출의 절반을 차지하던 약국과의 거래가 끊어지면서 수입은 반토막이 났지만 회사의 운영 경비는 그대로 지출돼야 하니 회사 재정이 바로 어려워지기 시작했다. 판로는 막히고 물건은 쌓여가고 있었다.

이런 와중에 직원들은 아이들이 커서 지출할 곳이 많다며 월급을 올려줄 것을 강력하게 요구했다. 노동법상으로는 매년 5% 이내에서 올려주면 되는데 그 이상을 요구하는 것이었다. 밤잠을 못자며 회사를 살리려 고군분투하고 있는데 참으로 야속했다.

여러 가지 경험을 통해 이제 우리 회사도 곡물발효효소 한 제품만 생산해서는 시장성 확보에 어려움이 있다고 느꼈다. 뿐만 아니라 효소 붐을 타고 수많은 효소제품들이 우후죽순처럼 나오고 있는 상황에서 원가가 높은 우리 회사 효소를 타사와 경쟁하며 잘 판매하기가 쉽지 않다는 것을 깨달았다.

기존 효소업계를 하나의 파이로 놓고 본다면 그 파이를 먹으려는 사람이 점점 늘어나고 있는 형국이었다. 이렇게 가다간 우리가 이미 확보한 시장도 조금씩 잃을 것 같다는 위기감이 들었다.

한편으로 나도 명색이 CEO인데 거래처에 가면 20대 후반의 대리들을 상대하면서 자존심 상하는 경우가 많았다. 좀 더 부가가치가 높은 제품을 만들고 싶었다. 효소제품만 갖고 좁은 땅에서 국내 고객만 대상으로 승부하기에는 한계가 있었다. 효소를 포함해서 외국에도 수출할 수 있는 다른 건강식품을 다양하게 만든다면 시장성이 있을 것 같았다.

그동안 파악한 바로는 구미 선진국을 비롯해 외국인들은 주로 비타민제와 미네랄제품, 무기물질을 좋아한다는 사실을 알고 있었다. 그런데 비타민제는 생산설비를 갖추는 데만도 어마어마한 비용이 필요해 당시의 나로서는 역부족이었다. 이미 탄탄한 업체들이 자리 잡고 있는 마당에 뒤늦게 뛰어들어 경쟁에서 이긴다는 보장도 없었다.

그 무렵 칼슘제재를 만들어 보면 어떻겠느냐는 제안이 들어왔다. 칼슘은 특히 노화와 함께 많이 부족해져서 보조식품으로 섭취하면 좋은 성분이다. 그런데 이 칼슘은 비타민 등과 혼합되었을 때 소화가 잘 안된다는 단점을 안고 있었다. 주로 굴 껍데기와 조개 등을 가루로 갈아 칼슘제를 만드는데 그 원료비는 1톤에 몇만 원밖에 안할 정도로 엄청나게 쌌다. 오히려 사서 가져오는 운반비가 더 들 정도였다.

칼슘제를 드신 분들 가운데 소화불량을 호소하는 사람들이 많아서 약국에서는 상시 처방을 하지 않고 있었다. 칼슘과 마그네슘을 2:1로 섞으면 그나마 흡수가 잘 된다고 했지만 이 또한 제대로 증명된 것도 아니었다. 결국 칼슘제는 얼마나 곱게 잘 갈아낼 수 있는가가 흡수율을 높이는 관건이라고 할 수 있었다.

마침 인척 중에 무기재료공학과 교수가 있어서 소화가 어려운 칼슘제재를 더 곱게 갈아낼 수 없는지 자문을 구했다. 당시 나노(NANO) 산업이 뜨고 있을 때였다. n으로 표시하는 나노는 십억 분의 1을 나타내는 단위다. 초미세 길이 단위[nm]로서 10억 분의 1 미터를 의미하는데 이는 보통 사람 머리카락의 약 8만분의 1에 해당한다.

나노 기술이란 나노 범위 즉 1나노미터에서 100나노미터 범위 안에서 나타나는 새로운 물리석, 화학적 현상과 특성을 이용하는 기술이다. 양자역학이라는 새로운 물리 법칙을 이용해 물질의 분자 혹은 원자 수준을 조절하는 초미세 극한 기술인데 이 기술을 적용해 칼슘을 만들 수 있다는 답변이 돌아왔다.

즉시 박사급 연구진에게 기술자문과 실험을 의뢰했고 결과는 아주 성공적이었다. 당시에도 이미 나노 칼슘이라는 것이 있긴 했지만 내가 의뢰해서 만든 칼슘 가루와는 엄청난 차이가 났다.

내가 만든 칼슘 가루는 물에도 잘 녹고 성분도 우수해서 기존의 제품들과 비교하면 흡수율에서부터 엄청난 차이를 보였다. 기존 제품들은 물에 잘 녹지 않고 가라앉았기에 전자현미경을 통해 분자를 보여주고 물에 녹는 실험을 해 보이면 연구원들조차 '이것은 대박이다'라는 표정이 역력했다.

당장 업계로부터 비상한 관심을 모았다. 국내 대기업은 물론 해외 글로벌 기업들의 기술제휴 신청이 줄을 이었다. S은행에서는 실용화가 되기 전에 50억을 투자해 주겠다고 했고 국내 굴지의 D제약사도 손을 잡고 함께 칼슘제를 만들자고 요청했다. 이곳 저곳에서 연락이 오는데 정신이 없었다.

이처럼 굴 껍데기를 원료로 제조한 나노칼슘은 기존 칼슘 제품이 갖고 있던 모든 한계를 뛰어넘을 정도로 우수했다. 가령 칼슘우유의 경우 칼슘이 우유에 균일하게 섞이지 않아 문제였는데, 우유에도 잘 녹는 나노칼슘이 나오면서 이런 한계가 말끔히 해결된 것이었다.

허망하게 날아간 꿈

　내가 개발한 나노칼슘은 '매직칼슘'으로 불리며 제약과 식품업계에 큰 이슈가 되었다. 일본의 유명한 우유업체와 말레이시아 굴지의 제약회사에서도 손을 내밀어 왔다. 그러나 나는 호기롭게 "우리는 아시아가 아니라 미국이나 유럽 회사와 손잡을 것"이라며 거절했다. 기세가 등등해진 나는 1년 정도 국내외 여러 업체들과 상담하면서 나도 모르게 목에 잔뜩 힘을 주고 있었다. 그도 그럴 것이 제품 생산에 따른 서류상 투자액과 예상 계약금만 따져 보아도 이미 3,000억 원을 훌쩍 넘기고 있었다. 잘해 봐야 연간 100억 매출 올리기도 힘든 효소업계와는 그 규모부터 달랐다.

　우리 공장이 있는 충청북도의 도지사도 만나 협조를 약속받았고 모든 일이 순조롭게 되어가는 것 같았다. 이제 국내가 아니라 세계를 무대로 뛸 국제적인 CEO가 되리라는 생각에 잔뜩 부풀어 있었다.

그동안 몸담아 왔던 효소 시장이 하찮게 보였다. 그러나 비로 이것이 허상이라는 것을 알기까지는 그리 오랜 시간이 걸리지 않았다. 나는 하나만 보고 둘을 알지 못했던 것이다.

나노칼슘에 매달리는 동안 회사의 재정은 급속도로 악화됐다. 2005년, 세종시에 GMP 기준의 공장을 신축하면서 은행에서 10억 원을 대출받은 것도 한 원인이었다. 나노칼슘에 한눈을 파는 동안 매출은 줄고 대출은 늘어나 회사의 신용도는 크게 추락했다. 크고 작은 거래처들이 연이어 떨어져 나갔고, 은행은 점점 등을 돌렸다. 그러나 나는 나노칼슘 한 방이면 다 회복된다는 생각으로 어깨에 잔뜩 힘을 주고 있었다.

이제 빨리 나노칼슘 원료를 생산해서 전 세계의 제약회사 및 건강식품업체들에 팔면 된다고, 그렇게 나는 단순하게 생각했다. 그런데 일은 그렇게 간단하지 않았다. 나노칼슘이 세계적으로 비상한 관심을 모으게 되자 전문가들 사이에서 나노칼슘의 독성 유무에 대한 찬반 양론이 대두되기 시작한 것이다.

임상시험을 거치지 않았기 때문에 나노칼슘은 독성물질이라는 주장이 많았다. 식품의약품 안전청에서도 감사를 하는 등 이 새로운 제품에 대한 분위기가 심상치 않았다. 기존 칼슘의 업그레이드 버전으로 개발한 것뿐인데 전문가들은 나노칼슘이 새로운 물질과 같다면서 철저한 임상시험이 선행되어야 한다고 했다.

여기에 완전히 쐐기를 박는 사건이 일어났다. 인도의 한 회사가 우리 나노칼슘을 본 뒤 장기적으로 1000억 원 이상을 주문할 수 있다면서 일단 샘플로 사용해 볼 테니 몇 kg을 보내달라고 했다. 샘플 가루를 사겠다는 것이었다. 발주인도서를 자세히 보니 인체에 무해하고 이상이 없다는 임상실험결과도 함께 보내달라는 내용이 적혀 있었다. 나는 K대학교에서 실험한 결과서를 영문으로 번역해서 보냈다. 그런데 대학에서 실험한 결과서 말고 국제표준임상증명서를 보내 달라는 답장이 왔다.

인도 측에서는 이 정도 규모로 큰 투자를 받고 세계적으로도 알려져 관심을 끌었다면 당연히 국제표준임상결과서를 갖추고 있다고 생각했던 것이다. 그러나 나는 국제표준의 그런 증명서가 있다는 것조차 모르고 국내 대학교에서 만든 성분검사 정도로 세계를 상대하려 했던 것이다.

그렇다면 그 검사를 받으면 되는 것이 아닌가? 하고 생각했던 나는 다시 한번 놀라야 했다. 나노칼슘 가루를 국제표준임상기관에 맡겨 성분검사부터 인체에 무해하다는 최종 판단을 받기까지는 빨라야 7년이 걸린다는 것이었다. 게다가 성분검사를 위해서는 어마어마한 돈이 필요한데 그 결과가 꼭 좋게 나온다는 보장도 없었다.

맥이 탁 풀렸다. 나노칼슘의 정의가 무엇인지, 몇 %가 들어가야 하는지, 제품 표준화가 이뤄지려면 어떻게 해야 하는지 첩첩산중이었다. 갑자기 나는 패닉 상태가 되고 말았다. 전 세계를 흔들겠다고 목에 힘을 주고 다녔는데 갑자기 앞길이 막막해진 것이었다.

한동안 건방을 떨고 다니더니 꼴 좋게 됐다는 소리도 주변에서 들려왔다. 상황이 이렇게 되자 너무나 부끄럽고 어떻게 행동을 해야 할지 판단이 서지 않았다. 7년간 국제표준 등록을 마치고 제품생산을 하려면 300억 정도가 투자되어야 하는데 일단 투자를 하겠다는 곳은 있었다. 그런데 이것이 성공한다고 해도 투자자들에게 권리를 나누고 나면 별 실익이 없었다. 내 지분을 계산하니 2%에 불과했다. 그것도 성공했을 경우에 한해서였다. 실패하면 시간과 돈을 낭비하는 셈이었다. 힘들었지만 결단을 내렸다.

'그래, 망신스럽기는 해도 다시 본업으로 돌아가자. 송충이는 솔잎을 먹어야 한다.'

근 1년을 커다란 꿈에 부풀어 있던 나는 억울한 마음으로 사업을 접었다. 하지만 지금 생각해 보면 당시 전문가들의 주장이 옳았다는 생각이 든다. 나노칼슘의 흡수력은 피부에 스며들 정도로 뛰어나기 때문에 인체에 어떤 영향을 미칠지 아무도 알 수 없기 때문이다.

일장춘몽에서 깨어났을 때, 나를 보는 주변 사람들과 거래처의 시선은 예전 같지 않았다. 누구에게든 한결같이 대했다고 생각했지만 사람들은 내가 예전처럼 겸손하지 않고 건방져졌다며 거래를 끊었다. 은행에서도 1년이면 수천 억을 번다더니 꼴 좋다며 더 이상 대출해 주지 않았다. 그러는 가운데 기존의 대출금 이자가 눈덩이처럼 불어나 10억 원이었던 대출원금이 30억 원이 되어 있었다.

어디에도 손을 내밀 곳이 없었다. 회사가 잘 될 때는 사람들이 모여들지만 어려워지면 혹시 도와달랠까 싶어 슬슬 피하는 것 같았다. 여동생이 이혼을 각오하고 만들어왔다며 3억 원을 융통해 왔다. 남편의 동의를 구했다고는 하지만 잘못되면 부부 사이가 틀어질 수도 있는 큰 돈이었다. 눈물이 나도록 고마웠다.

이처럼 모진 고통의 과정을 겪으면서 나는 냉혹한 사업의 세계를 제대로 배우고 체험할 수 있었다. 사업의 애송이가 이제야 어른이 된 기분이었다.

살얼음판을 걷는 듯한 위기의 나날이 계속되었다. 그야말로 하루하루를 간신히 지탱하며 회사를 운영하고 있었다. 직원들의 월급날이 내게는 지옥 같이 고통스러운 날이었다. 그러던 어느 날, 나에게 다시 한 번의 기회가 찾아왔다.

2장

최고의 효소를 찾아서

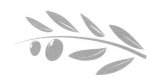

ENZYME

위기를 극복하고
새롭게 재기하다

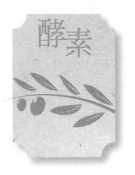

　나노칼슘으로 대박을 꿈꾸며 외도를 했다가 제자리로 돌아왔지
만 그 후유증은 너무나 컸다. 재정적인 어려움과 주위의 따가운 시
선, 그동안 신경 쓰지 않고 팽개쳐 두었던 효소공장이 유지되고 있
는 것 자체가 신기할 정도였다.

　그러나 그 1년의 외도는 내게 세상을 넓게 바라보고 국제적인 건
강식품 관련 시장이 어떤지를 배울 수 있었던 귀중한 시간이었다. 비
싼 수업료를 내고 현실을 제대로 배운 거라고, 그렇게 나는 스스로
를 위로했다. 실제로 이 분야의 대단한 분들을 만나 많은 상식을
쌓고 의학적 수준을 높인 것은 이후 내가 사업을 계속하는데 큰 자
양분이 돼주었다.

당시 우리나라 건강식품 시장은 무엇 하나가 인기가 있다 싶으면 업체마다 우후죽순처럼 달려들어 비슷한 건강식품을 생산하는 구조였다. 그러다 보면 결국 대기업에서도 유사 제품을 만들게 되고 중소기업들은 브랜드와 광고를 앞세운 대기업 제품과의 경쟁에서 밀려나곤 했다.

또 외국에서 들어오는 건강식품들도 많았다. 종류도 다양하고 가격 경쟁에서도 밀리지 않아 국내의 건강식품 회사들이 살아남기 힘들었다. 무엇보다 큰 문제는 뭐 하나가 잘 된다 싶으면 일시에 달려들어 시장 전체를 공멸시키는 풍조였다.

1년 정도 외국의 바이어들을 만나보니 그들은 철저히 자국 상품을 보호하고 하나라도 더 팔려는 상술을 보였다. 내 물건을 소개받겠다고 만난 자리에서도 자신들이 만든 물건을 5분만 소개하겠다며 즉석에서 프레젠테이션을 했다. 결론은 우리 것을 구매할 테니 자사 제품도 사라는 것이었다.

차분하게 공장의 내 자리로 돌아와 업무를 시작하려니 손댈 것 투성이였다. 벼랑 끝에 서 있는 기분이 이런 것이 아닌가 싶었다. 돈 달라고 손벌리고 있는 곳은 많은데 은행의 잔고는 텅 비어 있으니 미칠 것만 같았다. 이러다간 정말 우리 회사가 망할 수도 있다는 위기감이 엄습했다.

하루하루를 고통스럽게 이끌어가고 있던 어느 날, 한 업체에서 미팅 요청이 왔다. 2009년의 일이었다. 이 회사는 광고대행사를 거느린 TM업체로서 신문광고를 통해 우리 회사의 효소를 팔아보겠다고 제안해 왔다.

나름대로 효소시장을 조사한 결과 우리 제품이 역사나 품질 면에서 인정을 받은 것 같았다. 이들의 계약조건은 광고제작과 집행에 많은 돈이 들어가는 만큼 브랜드 권한을 자기들이 갖는, 일명 제조업자개발생산방식(ODM)으로 하자는 것이었다.

예상대로 그들은 자체적으로 우리 회사의 효소에 대한 시장 반응과 품질검증까지 마쳤다고 했다. 그 정도로 시장조사를 철저하게 하는 회사라면 믿을 만하다는 생각이 들었다. 게다가 당장 너무 어려운 상황에 구세주처럼 다가온 파트너인지라 망설임 없이 계약을 체결했다.

그 업체에서 시도한 광고의 반응은 아주 좋았다. 판매도 잘되었을 뿐만 아니라 효소에 대한 소비자의 인식이 이전과 확연하게 달라졌다. 우리 효소를 먹은 뒤 머리카락이 나고 아토피성 피부 질환이 나았다는 제보도 잇따라 나왔다. 우리도 미처 생각하지 못했던 효소의 효능에 제품을 만든 나도 얼떨떨할 지경이었다.

제품력이 뛰어나다는 소문이 돌고 여기에 광고의 힘까지 더해져 우리 제품은 날개 돋친 듯이 팔려나가기 시작했다. 대 반전이었다. 어려웠던 회사가 점점 자리를 잡고 안정을 찾았다. 창고에 쌓인 제품을 보며 걱정하던 직원들도 신이 나서 공장을 풀가동했다.

입소문이 나자 이번에는 네트워크 회사에서 같이 일해보자며 연락이 왔다. 한창 생식과 선식이 유행할 무렵이었는데 한 끼 식사 대용으로 충분한 발효식을 만들어 보자는 것이었다. 발효식은 다른 것들에 비해 소화흡수율이 월등히 높아 건강식으로 인기를 얻을 수 있을 것 같았다.

네트워크 회사에서는 일단 3,000세트를 만들어 주면 팔아보겠다고 의욕을 보였다. 대신 반품은 하지 않겠다고 했다. 그러나 나는 무조건 새 제품을 개발해서 판매하기보다는 우선 100세트만 만들어서 샘플지원단에게 복용시켜 보자고 했다. 그 후에 설문조사를 한 결과를 가지고 제품을 만들면 좋겠다고 생각했던 것이다. 체험단으로부터 좋은 사례가 나오면 이것을 홍보에 사용하는 게 좋을 것 같다는 의견도 덧붙였다.

네트워크 회사에 간 나는 제품 강의를 한 뒤에 지원자를 모아서 100세트 임상을 실시했다. 반응은 폭발적이었다. 곧바로 효소식 3,000세트를 만들었는데 20만 원이라는 고가에도 불구하고 한달 만에 다 팔렸다. 이 여세를 몰아 열심히 영업을 한 결과 네트워크 회사는 3개월에 1만 세트를 파는 기염을 토했다.

그러자 이번에는 홈쇼핑에서 제안이 들어왔다. 유명 방송인의 이름으로 제품을 런칭하자는 것이었다. 나는 단번에 거절했다. 홈쇼핑

업체에 대한 좋지 않은 기억이 있었기 때문이다.

수년 전 한 홈쇼핑 업체 MD가 복분자 제품을 만들어 팔아보자고 제안한 적이 있었다. 그 MD는 "식품 제조사 사장들의 정신 상태가 틀렸다"며 나를 훈련시켜 주겠다고 했다. 그러더니 제품과 상품의 차이점을 이야기해 보라는 것이었다. 나는 제품과 상품이 뭐가 다르냐고 되물었다.

물건 5,000개를 준비했는데 홈쇼핑에서 7,000개의 주문이 들어왔을 때 곧이곧대로 5,000개만 파는 것은 제품이고, 물을 타서라도 주문량을 맞추면 상품이라는 것이 그의 대답이었다. 정말 상식 이하였다.

홈쇼핑 MD들이 모두 그런 것은 아니겠지만 당시 엄청나게 충격을 받고 실망했던 기억이다. 소비자는 아랑곳하지 않고 팔기만 하면 된다는 의식구조가 도저히 이해되지 않았다. 내가 거절한 홈쇼핑 자리에는 타 제조사의 제품이 런칭됐다.

나라엔텍의 효소가 소비자들에게 인정받으면서 우리와 손잡은 업체들의 상승세도 커지고 효소시장도 계속해서 성장했다. 이렇게 4~5년이 지나는 사이 우리 회사도 놀랄 만큼 성장을 거듭했다. 정신없이 공장을 가동해도 주문량을 다 못 댈 정도였다.

그러나 이럴 때일수록 초심을 잃지 않고 최고의 제품을 만들기 위해 최선을 다했다. 잘 팔린다고 해서 빨리빨리 대충 만들면 효소의

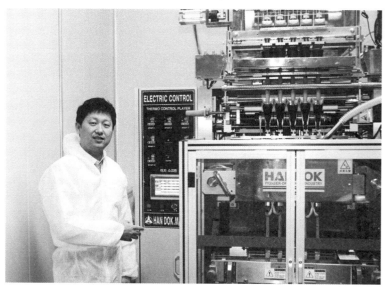
세종시에 있는 나라엔텍 공장의 첨단 발효기계 앞에서

품질은 당연히 떨어질 수밖에 없다. 그것은 소비자에 대한 엄청난 배신 행위였다.

이렇게 위기의 순간을 잘 넘긴 뒤 나라엔텍은 약국에도 자체 브랜드로 납품하게 되었다. 서울의 한 지역 약사회와 파트너십을 체결해 구내 50여 군데 약국에 납품하게 된 것이다.

과거 약국체인에 납품했을 때는 위탁 판매 형식이었기 때문에 팔리는대로 결제해 주고 재고 부담은 제조사가 져야 하는 방식이었지만 지금은 먼저 결제해야 제품을 공급하는 방식으로 바뀌었다. 과거 약국체인에 들어갈 때와 달리 을(乙)의 입장에서 지금은 갑(甲)이

된 것이다.

나라앤텍의 위상이 높아진 데에는 무엇보다 어떤 유혹에도 흔들리지 않고 제품의 품질을 지켜온 것이 가장 큰 역할을 했다고 믿는다. 이 것을 잊지 않고 늘 가슴에 새겨두는 것이 바로 초심을 지키는 길이리라.

이렇게 나라엔텍은 절망스런 위기의 순간을 극적으로 이겨내고 더 크게 성장하는 계기를 이뤄냈다. 돌이켜 보면 주변의 모든 분들에게 참으로 감사한 일이 아닐 수 없다.

희귀병 아이를 살린
효소

　효소를 만드는 사람으로서 우리 회사 제품이 뛰어나고 그 효과가
크다는 것을 인정받을 때만큼 기쁜 순간이 없다. 우리 회사의 제품
이 크게 인정받게 된 계기는 앞서 ODM으로 주문했던 곳에서 신문
에 전면광고를 내면서부터였다.

　사람들에게 효소에 대한 지식을 전달해 주었던 이 광고는 멋진 디
자인까지 더해져 사람들의 시선을 모았으며 한번 먹어보고 싶다는
구매욕을 불러일으켰다. 현대인들이 많이 느끼는 대사증후군이 효
소 부족의 결과이며 효소를 섭취함으로써 해소될 수 있다는 것이
광고의 주된 내용이었다.

　제품 생산자인 나의 얼굴이 대문짝만한게 나와 있다는 것도 소비

자들로 하여금 신뢰할 수 있다는 생각을 하게 만들었을지 모른다. 무엇보다 화학성분이 전혀 없는 순수 곡물발효효소라는 점이 소비자들의 마음을 움직인 것 같았다.

시간이 지나 효소를 구입해서 먹어 본 사람들로부터 반응이 나오기 시작했다. 생산자로서의 자부심이 한껏 고양될 만한 내용들이 정말 많았다.

이렇게 신문광고에 모델로 나가던 2009년의 어느 날, 이상희 국립과천과학관 관장님으로부터 연락이 왔다. 평소에 안면도 없는 사이였지만 한번 만나고 싶다는 것이었다.

서울대 약학박사 출신으로 3선 국회의원인데다 과학기술처 장관을 지낸 유명 정치인이 무슨 일로 나를 보자고 하는지 바짝 긴장이 되었다. 더구나 약학박사 출신이니 우리 제품에 무슨 문제를 제기하는 것은 아닐지 여러 가지 생각이 머리를 스쳤다.

과천에 있는 국립과학관에 도착했다. 쭈뼛거리며 관장실로 들어가는데 뜻밖에도 나를 아주 환대해 주시는 게 아닌가.

"아, 전 대표님. 제가 전 대표님이 신문에서 소개하는 효소를 먹어 보았어요. 정말 신기할 정도로 효과가 나타나더라고요. 이렇게 좋은 건강식품을 만들어 주셔서 감사하다는 말씀도 드리고 지인들에게 이 좋은 효소를 선물로 좀 보내줄 겸 해서 오시라고 했습니다."

이상희 관장님은 60명의 주소록과 효소대금을 건네며 직접 효소

를 보내달라고 부탁하셨다. 적지 않은 금액이라 내게는 큰 선물과
도 같았다. 더구나 효소의 효과를 인정해 주고 격려까지 받은 터에
주문까지 해 주시니 너무나 기분이 좋았다.

그분은 나보다 30년 정도 연장자였는데 사업에 필요한 것들에 대
해 인생 선배로서 조언도 많이 해 주셨다. 애정이 담긴 말씀은 지금
도 큰 힘이 되고 있다.

관장님이 주신 주소록을 들고 본사 근처의 우체국에 갔다. 제품
을 택배로 발송하고 있는데 갑자기 그 곳 우체국장이 깜짝 놀라며
뛰어나왔다. 60명의 명단이 전부 한국의 유명 정치인과 이름만 들어
도 알 수 있는 분들로 이루어져 있었기 때문에 정말 그분들께 보내
는 것이 맞는지 확인하러 나왔던 것이다.

신문광고로 본의 아니게 얼굴을 알리게 되면서 효소와 관련한 건
강강좌에 강의를 다니게 되었다. 어느날인가 약사들 앞에서 효소에
대한 강좌를 마치고 나오는데 곱게 나이 든, 귀부인처럼 보이는 60
대 초반의 여성이 내 앞으로 다가왔다. 눈에는 눈물이 그렁그렁 맺
혀 있었다.

"전 사장님. 정말 효소를 먹으면 몸의 밸런스가 유지되어 정상 혈
당이 되는게 맞나요? 제 손녀딸 때문에 이렇게 찾아왔습니다. 꼭 좀
도와주세요."

이야기를 들어보니 사연인즉 첫 돌을 맞은 손녀가 희귀병인 초저

혈당증에 걸려 대학병원에 입원해 있다는 것이었다. 정상인의 공복혈당 수치는 75~100 사이인데 손녀딸은 공복혈당이 25 정도로 아주 낮다고 했다.

이 초저혈당 증세는 심할 때 에너지원을 빨리 공급해주지 않으면 죽음에도 이를 수 있는 무서운 병이었다. 손녀는 지금 한 대에 40만 원씩 하는 호르몬 주사를 맞고 포도당 주사도 계속 맞고 있지만 증세는 조금도 나아지지 않는다고 했다.

그러던 차에 효소가 혈당을 고르게 해준다는 기사 내용을 읽고 효소 관련 저서 10여 권을 읽은 뒤 나의 강연장까지 직접 찾아오신 것이다. 입원 중인 손녀는 후유증으로 얼굴이 시커멓게 변한데다 붓기까지 해서 차마 쳐다보기가 안스러울 지경이라고 했다. 게다가 경기까지 하는 등 나아질 기미를 조금도 보이지 않아 걱정이 태산이었다.

차도 없이 비싼 병원비만 계속 쌓이자 의사인 아들조차 조카의 치료를 포기하는 것이 낫다고 권할 정도라고 했다. 계속 치료해도 현상유지만 하는 상태였기 때문이다.

"선생님, 손녀에게 분말효소를 타서 먹이면 혈당이 조절될까요? 손녀가 치료될 수 있을까요?"

"저는 건강보조식품인 효소의 생산자로서 치료라는 단어를 쓸 수가 없습니다. 하지만 대사증후군 가운데 혈당 문제도 포함되니 개선될 수 있다는 원론적인 이야기만 드릴 수 있겠네요. 신체의 밸런스를 잘 유지하는 것이 혈당에도 도움이 되리라 봅니다."

"네. 알겠습니다."

나에게서 시원한 답을 얻지는 못했지만 그분은 당장 손녀에게 효소를 모유에 개어 먹이기 시작했다. 그리고 매일 내게 전화하시며 이것 저것 묻고 손녀의 반응에 일희일비(一喜一悲)하셨다.

두달 쯤 지났을 무렵 나를 깜짝 놀라게 하는 전화가 왔다. 그분의 손녀가 거의 다 나았고 혈당이 75~100 사이에서 정상으로 유지된다는 기쁜 소식이었다. 그분은 손녀에게 차도가 있자 아예 1회 복용 효소의 반을 매 끼마다 먹였는데 점차 몸이 변하더니 흉측하던 얼굴도 정상으로 돌아왔다는 것이었다.

이처럼 몸의 대사불균형으로 인한 질병들은 효소로 균형을 맞춰줄 때 어느샌가 사라지는 경험을 하게 된다. 이 분의 손녀딸도 그런 경우에 해당되었다고 보면 될 것 같다.

"효소가 우리 손녀를 살렸습니다. 효소가 생명의 은인이에요. 병원에서도 불치병이라고 못 고친다던 병을 효소가 낫게 했네요. 그동안 전화로 많이 괴롭혀 드렸는데 앞으로도 더 좋은 효소 많이 만들어 주세요. 감사합니다."

"와, 정말이십니까? 저도 너무나 기쁘네요. 다행입니다."

효소를 만드는 나로서도 놀라운 경험이었다. 수화기 너머로 밝게 울리던 그 어르신의 목소리가 지금도 생생하게 들리는 듯하다. 아마 내 기분이 너무 좋아서였을까. 그 날의 낭랑했던 어르신의 목소리가 내 머리 속에 선명하게 각인되어 있다.

고상발효명인과
신지식인 선정

　2014년 봄이었다. 대한민국 명인회에서 연락이 왔다. '고상발효효소'부문 명인(名人)으로 선정되었으니 선정식 행사에 참석해 달라는 것이었다. 상상도 못하던 일이라 어안이 벙벙했다.

　평소 한 분야에 오랜 기간 전문적 기술을 쌓아 그 분야 최고가 되었을 때 명인이나 명장이라는 칭호를 받는다는 것은 알고 있었다. 그러나 명인이 되려면 한 분야에 몰입해서 최소한 60~70세 정도의 나이는 되어야 할 것 같았다.

　아직까지 나에게 명인이라는 칭호는 조금 부담스럽다는 생각이 들었다. 그래서 명인 칭호를 받지 못하겠노라고 고사했더니 대한민국 명인회 관계자가 나를 선정한 이유에 대해 자세하게 설명해 주었다.

"추천을 받은 뒤에 저희도 나름대로 충분한 조사와 심사를 거쳐 선정하는 것입니다. 명인은 한 분야에서 최소 20년 이상 종사한 분으로서 획기적인 기술발전과 성과를 이루어야만 선정됩니다. 그 분야에서만큼은 최고라는 것을 인정해 드리는 거지요. 뿐만 아니라 명인은 현재 시점과 상황에선 가장 최고인 분을 선정하는 것이기에 이후 또 다른 전문가가 나오더라도 다시 선정하지 않습니다. 명인에게는 분야별 독립성을 인정하고 계속해서 기술적 발전을 이루실 수 있도록 다각적인 지원도 해드립니다."

'고상발효'란 우리 회사가 한결같이 지켜온 곡물효소발효 방식이고 이 분야에선 나름대로 최고라고 자부해 오던 터라 더 이상 사양하지 않고 감사하게 받아들이기로 했다. 한편으로는 이 명칭이 회사 입장에서도 괜찮을 것 같았다.

발효는 한마디로 효모균 등 미생물에 의한 효소의 작용이다. 유기물이 분해되어 알코올류, 유기산류, 탄산가스 등이 발생하는 것을 말한다. 술이나 된장, 간장, 치즈 등을 만드는 데에는 모두 발효기술이 이용되고 있다. 그중에서도 고상발효는 고체 상태의 유기물에 발효균을 접종해서 발효시키는 것을 뜻한다.

2014년, 고상발효명인으로 선정되어 다른 부문의 명인 아홉 명과 함께 서울 광진나루아트센터에서 열린 제16차 대한명인 추대식에 참석해 명인 인정 상패를 받았다.

머리가 희끗희끗한 장인들 사이에서 40대 후반의 내가 위촉패를 받으려니 부끄럽고 송구한 마음이 들었다. 그런 한편으로 명인 상패가 주는 무언의 압박감도 매우 컸다. 명인으로서의 책임감과 강한 사명감을 느낀 것이다.

명인 인증패를 받던 날, 상패를 준 사단법인 대한민국명인회는 우리 선정자들에게 "명인들은 우리 민족 고유한 문화와 사상을 창조적으로 계승하고 전통문화예술 및 음식을 연구 보급해서 신문화예술창달에 기여해 줄 것"을 당부했다.

그럼으로써 우리 문화의 찬연함과 우수성을 세상에 널리 알리고 세계와 교류하고 소통하는 일들을 지속적으로 진행해 나가자고도 했다. 나 역시 명인이라는 이름에 부끄럽지 않게 장인정신을 가지고 효소 분야에서 계속 연구하고 노력할 것을 거듭 다짐했다. 젊은 명인이지만 앞으로 펼쳐나갈 수 있는 그림은 무궁무진하다.

명인으로 선정되기 2년 전인 2012년에는 한국신지식인협회로부터 신지식인으로 선정되기도 했다. 신지식인은 '다양한 정보를 습득·적용하고 새로운 발상으로 지식을 창조·활용하여 일하는 방법을 혁신함으로써 더 나은 가치를 창출하고, 그 전 과정을 정보화하여 사회적으로 공유하는 사람'에게 수여하는 칭호라고 협회는 정의하고 있다.

즉 신지식인은 지식정보화사회로의 변화 속에서 새로운 문명에 능동적으로 대처하는 새로운 유형의 인간상으로 포괄적이며 미래지향적인 개념으로 설명된다고 협회측은 설명한다.

신지식인으로 선정될 만큼 대단한 일을 한 것 같지도 않은데 아마 오랜 기간 열정을 가지고 한 우물을 파며 달려왔다는 점 그리고 무엇보다 우수한 제품을 만든 것에 대해 높은 점수를 준 것 같았다.

감사한 마음으로 수용했다. 신지식인으로서의 역할과 책임감도 함께 느꼈으며 한국 발효효소의 국제화와 선진화를 주도하고 학문적 토대로 만들자고 스스로 다짐했다.

신지식인과 고상발효 명인으로 선정되고 나니 나를 바라보는 세간의 시선이 예전과는 확실히 달라졌음을 느낄 수 있었다. 단순히 효소를 만들어 파는 회사 대표에서 국민건강을 위해 장인정신을 갖고 열심히 연구하고 노력하는 기업인으로 인식하게 된 것이다. 개인적으로 참 흐뭇하고 보람이 있었다. 기업인이기 이전에 전문가로서 인정을 받은 것이기 때문이다.

이런 가운데 2016년에는 중국의 주도로 세계 30여 나라의 브랜드가 참여해 시상식을 갖는 '인터내셔널 뷰티 브랜드 어워즈 인 샤먼(INTERNATIONAL BEAUTY BRAND AWARDS in XIAMEN)'에서 우리 회사의 발효효소가 글로벌 베스트 엔자임 뷰티 브랜드 부문을 수상하는 영예도 안았다.

중국 최고의 휴양지인 샤먼의 르 메르디앙 호텔 그랜드볼룸에서 개최된 이 어워즈는 각 분야 최고의 브랜드를 시상하는 방식으로 진행됐고 샤먼위성 TV로 시상식 현장이 생중계되었다.

나 역시 시상식에 직접 참석해 트로피를 받으면서 우리 회사가 글로벌 기업으로 더 멀리 뻗어 나가야 한다는 도전 의식을 갖게 되었다. 이날 주최측은 우리 회사에 '엔자임 뷰티 브랜드 부문 상'을 준 이유에 대해 이렇게 말했다.

"나라엔텍은 1997년 창사 이래 국민의 건강 증진과 체질 개선에 도움이 되는 각종 배아 및 곡류 효소 제품과 건강기능제품을 생산해 소비자들의 건강 향상에 기여했습니다. 또한 회사를 꾸준히 성장시켜 온 공로를 인정해 이 상을 드립니다."

상(賞)은 참으로 좋은 것 같다. 성취한 것을 인정하고 격려하며 더욱 잘할 것을 기대하는 마음이 들어가 있기 때문이다. 그러나 여기에 결코 포함되어서는 안되는 것이 있다. 바로 자만하고 방심하는 마음이다.

내가 최고라는 인식 속에 우쭐거리면서 자기계발과 연구를 등한히 했다가는 이내 뒤처지고 만다. 정상에 올라가기는 어렵지만 내려오는 것은 너무나 쉽다.

나의 노력과 마음을 알아주고 격려해 주시는 분들이 있어 참으로 감사하다. 여기에 만족하지 않고 이를 발판으로 더욱 겸손한 마음으로 정진해야 진정한 명인이요, 신지식인이라 할 수 있을 것이다.

욕심은 금물,
정도(正道)를 걸어야

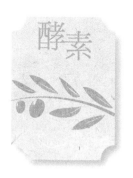

효소를 생산하고 판매하면서 효능을 인정받다 보니 나중에는 네트워크 회사들로부터 런칭 요청이 많이 들어왔다. 사실 네트워크 회사들은 처음에는 정상적으로 잘 운영되는 듯하다가 나중에 문제가 되는 경우가 많다. 따라서 문제가 없는지 잘 살펴보고 거래하는 것이 아주 중요했다.

한때 엄청난 규모를 자랑하며 잘나가던 다단계회사로 J네트워크라는 곳에서 우리 제품을 판매하겠다는 제의를 해 온 적이 있었다. 규모에 걸맞게 처음부터 제시하는 물량도 엄청나 우리 입장에서는 큰 도움이 될 수 있는 굵직한 거래였다.

그런데 납품 단가에서 이견이 생겼다. 우리가 도저히 납품할 수 없는 단가를 제시하며 만들어달라고 했던 것이다. 그들의 요구대로라면 우리는 원가보다도 낮은 가격에 판매해야 했다.

"저희가 생산하는 공정 절차가 있고 기본적으로 들어가는 비용이 있는데 아무리 주문량이 많아도 그 가격에는 도저히 맞추기 힘들 것 같습니다."

아무리 주문 물량이 많아도 팔수록 손해나는 장사를 할 수는 없지 않겠느냐고 J사에 이야기했다. 순간 J사 임원의 얼굴에 왜 이렇게 꽉 막히고 답답하게 구느냐는 표정이 스치고 지나갔다.

"전 사장님, 건강보조식품이란 게 다 맞추기 나름 아닙니까? 비용을 많이 들여 정성껏 생산하는 것도 좋지만 저희가 파는 시스템은 기존 시장 체계와 다르잖아요. 좋아서 사는 사람보다 다단계 시스템에 의해 구매하는 양이 더 많으니 효과에 크게 연연하지 않으셔도 됩니다. 생산하신 효소를 반만 넣고 나머지는 다른 곡물을 적당히 섞어도 되는 것 아닙니까?"

어떻게 그런 말을 대놓고 할 수가 있는지 참으로 어이가 없었다. 내 마음은 아랑곳하지 않고 그는 말을 이었다.

"저희 입장에서는 수익이 많이 나야 하니 전 사장님이 제시하는 가격은 힘듭니다. 최대한 낮춰서 저희가 원하는 선에서 납품해 주세요. 이 가격으로 하겠다는 회사들이 줄을 서 있습니다."

아주 잠깐, 갈등이 생기긴 했다. 효소에 다른 곡물을 조금 섞는다고 해서 나쁜 제품이 되는 것은 아니다. 그러나 효소의 효능을 제대로 볼 수 없으리라는 것은 자명한 일이었다. 지금까지 효소의 품질 하나로 여기까지 달려왔고 이 분야에서 가장 알아주는 업체로 인정받아 왔는데 돈에 눈이 어두워 J사의 요구에 따르는 것은 내 자존심이 용납하지 않았다.

"죄송합니다. 저희는 품질을 떨어뜨려 효과가 낮은 제품을 만들면서까지 납품할 생각이 없습니다. 저희가 제시한 금액 이하로 하시려면 다른 업체로 가시는 것이 좋을 것 같습니다."

나의 단호한 어투에 그 임원은 어이가 없다는 표정을 지었다. 그리고는 다른 생산업체와 손잡고 효소를 판매하기 시작했다. 당시 J사는 공격적인 영업방식으로 전국적인 돌풍을 일으키고 있었다. 자연히 그 효소제품도 엄청나게 팔려나갔다. 들리는 소문에 의하면 납품 대금만도 한 달에 무려 40억 원이나 된다고 했다.

사실 배가 조금 아프긴 했다. 자존심을 조금만 꺾고 그들에게 맞는 수준으로 효소를 만들어 주었다면 지금쯤 돈방석에 올라 있을 텐데, 하는 아쉬운 마음도 들었다. 그러나 아무리 생각해도 아닌 건 아니었다.

'내 사업은 고객의 건강을 돕는 귀한 일을 하는 것이다. 돈에 눈이 어두워 양심을 파는 일이 있어서는 결코 안 된다. 제품이 더욱 좋아지고 효능이 높아지도록 연구하고 개발해야지, 기존보다 효과가 떨

어지는 제품을 만들 수는 없다.'

한동안 J사는 브레이크 없는 자동차처럼 고속질주를 계속했다. 그러다 마침내 사회적으로 큰 물의를 빚으며 졸지에 파산했다. 회사 대표가 정치권에 거액의 로비를 하고 유전 등에 투자를 해서 큰 손해를 보았으며 해외에 돈을 빼돌린 것이 들통났던 것이다.

한때 연간 1조 4,500억의 매출을 올렸던 대형 네트워크 회사가 파산하자 매달 40억 원씩 효소를 납품했던 회사도 몇 개월치 물건 값을 못 받게 되면서 함께 파산했다는 소문이 돌았다. 동종업계에 있는 사람으로서 마음이 아팠다. 나 또한 그 조건을 받아들이고 납품했더라면 똑같은 결과를 만났을 것이다.

내가 아무리 잘해도 이처럼 연쇄부도에 휘말리면 하청업체는 도리 없이 운명을 같이 할 수밖에 없다. 다른 방법이 없다. 이후 나는 회사를 안정적으로 운영하기 위해 외상 거래를 크게 하지 않는다는 방침을 세웠다. 물건을 많이 주문한다고 해서 덩달아 보조를 맞추다가 낭패를 당하게 되면 나 혼자가 아니라 우리 회사 직원과 가족들까지 엄청난 피해를 입기 때문이다.

이후 또 한번 다른 네트워크 회사로부터 주문이 들어왔다. 나는 네트워크 회사는 별로 믿지 못해 거래하지 않는다는 뜻을 비쳤다. 그러자 그 회사는 자신들은 정말 소규모로 성실하게 좋은 제품만 취급하며 운영하는 곳이니 전국 지사를 함께 돌아보면서 회원들의 모습을 직접 보고 납품을 결정해 달라고 했다.

대표의 말대로 전국의 지사 몇 곳을 순회하며 회원들을 만나 보니 내가 우려할 정도가 아닌, 믿을 만한 회사인 것을 확인할 수 있었다. 나는 이 회사에 적합한 수준으로 최대의 효능을 내는 효소를 만들어 납품했다. 이 제품은 회원들에게 좋은 반응을 얻으며 한동안 잘 판매되었다. 서로에게 도움이 된, 좋은 관계로 발전한 경우였다.

사업에서 중요한 것은 믿음과 신뢰, 그리고 정직과 배려다. 진실은 반드시 승리하며 임기응변식의 일처리는 결국 문제가 생기게 된다. 수많은 회사들이 서바이벌 같은 세상에서 생존 경쟁을 하고 있다. 한 방 크게 터뜨리면 만사형통이라는 생각으로 동분서주하지만 설혹 그 한 방을 터뜨리더라도 그것을 유지하고 발전시키는 것이 더 힘들다는 것을 알아야 한다.

그래서 내가 배운 사업의 진리 하나는 '욕심을 내지 말고 정도(正道), 즉 바른 길을 가자'는 것이다. 이 길이 비록 더디 가는 것 같아도 결국에는 최고의 지름길이라는 것을 시간이 흐를수록 절감하기 때문이다.

직원들의 오너십

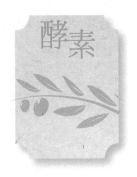

어느 회사나 조직도 바람을 탄다. 항상 훈풍이 불 때처럼 좋을 수만은 없다. 때로는 매서운 눈보라와 비바람도 분다.

회사가 어려울 때면 왜 그렇게 월급날은 빨리 돌아오는지, 숨이 가쁠 정도였다. 돈이 없으면 은행에서 대출을 받고 사채라도 빌려서 월급을 마련하는데도 직원들은 조금도 감사해 하는 것 같지 않을 때 오너로서 섭섭해진다.

오히려 직원들은 회사가 부도 직전까지 몰려 있을 때조차도 늘 더 받기를 기대한다. 힘들게 월급을 맞추면서 이런 모습까지 보면 회사를 때려치우고 싶은 적이 한 두 번이 아니었다. 나라엔텍도 끝을 모르고 추락할 때가 있었다. 어려운 순간을 이겨내야 하는 순간에 직원들의 협조는 절대적이라고 할 수 있다.

심한 경영난으로 하루하루가 너무나 힘들었을 때였다. 그동안 나름대로 직원들을 가족처럼 여기고 잘해 왔다고 자부했던 나는 체면을 무릅쓰고 몇몇 직원들에게 SOS 신호를 보냈다.

"여러분도 알다시피 지금 회사가 아주 어려워서 자금 조달에 애로가 많은 상황입니다. 약간의 돈을 차용할 수 있다면 지금의 힘든 고비를 넘길 수 있을 것 같은데 좀 도와주었으면 합니다. 돈은 자금이 회복되는 즉시 이자를 쳐서 갚겠습니다."

그러나 나의 예상은 완전히 빗나갔다. 회사의 어려움을 안타깝게 여기고 나서서 도와주겠다는 직원이 단 한 명도 없었던 것이다. 정신없이 그 상황을 수습하고 간신히 재정 문제를 해결했지만 이 때의 섭섭했던 상처는 쉽게 지워지지 않았다.

사람의 마음이란 참 이상하다. 경영난을 극복한 뒤 매출이 크게 늘고 회사가 안정되자 그토록 힘들었을 때 도와주지 않은 직원들이 다시 한 번 야속해지는 것이었다. 봉급도 올리고 싶지 않았고 보너스를 주고 싶은 마음도 들지 않았다. 그러나 집에 와서 곰곰이 생각해 보니 내가 직원들에게 그런 것을 기대하는 것 자체가 무리라는 생각이 들었다.

과연 내가 직원들로 하여금 회사를 자신이 운영하는 것처럼 철저한 오너십을 가질 수 있도록 만들어 주었느냐고 자문했을 때 솔직히 자신이 없었다. 나는 잘했다고 생각했지만 그것은 어디까지나 내 생각이고 직원들의 기대에는 못 미쳤을 수도 있기 때문이다. 한편으로는 나의 기대와 직원의 기대는 항상 다를 수밖에 없다는 생각도 들었다.

'그래 내가 직원들에게 더 잘하자. 회사가 잘되면 직원 모두와 함께 기뻐하며 더 잘 챙기자. 직원들이 회사에 자부심과 자긍심을 갖도록 만들자.'

그 후로 나는 직원들에게 수익이 많이 생기면 좀 더 나누고 베풀려 노력한다. 직원 한 사람 한 사람을 주주라고 여기고 또 가족이라고 생각하기 때문이다. 제때 월급 잘 주는 것으로 끝나는 게 아니라 직원을 존중하고 그들이 플러스 알파의 성과를 올렸을 때 그에 상응하는 보상을 해주기 위해 노력했다.

나의 마인드가 이렇게 바뀌자 직원들도 점점 오너 마인드로 바뀌기 시작했다. 내가 원했던 그대로 직원 오너십이 생긴 것이다. 현재 우리 회사의 직원들은 8시 30분에 출근해서 5시 30분에 '칼퇴근'을 한다. 잔업수당과 근무외수당도 법적 기준을 넘겨 2배를 챙겨 준다.

토요일에 일을 하는 경우에는 보통 1시~3시경에 일이 끝나지만 8시간 근무로 계산한다. 회사에는 감시자도 없고 상사 스트레스가 없도록 자율시스템이 마련돼 있다. 그런데도 직원들은 아무도 안 보는 가운데서도 너무나 열정적으로 열심히 일한다.

아무리 감시를 해도 게으름을 피우려면 얼마든지 피울 수 있다고 생각한다. 오히려 직원들의 자율성을 존중해 주자 생산성은 더 높아졌다. 업무 시간을 늘리는 것이 능사가 아니라 인간적인 대우와 열정을 갖게 하는 것이 중요하다.

기업의 구조상 모든 오너가 직원들에게 원하는 대우를 해주기는 쉽지 않다. 혹자는 여건이 어려운데 배부른 소리를 한다고 말하기도 한다. 또한 이런 나를 보고 이상주의자라고 말하는 기업가들도 있다.

그러나 내가 먼저 마음의 문을 활짝 열고 직원들에게 다가가고, 최선을 대해 직원 복지를 위해 노력하고 있다는 것을 알면 직원들도 마음의 문을 활짝 열었다. 나는 최소한 우리 직원들이 다른 회사에 가고 싶은 마음이 들지 않도록 하고 싶다. 이곳에서 자신의 미래를 만들어 가도록 돕고 싶다.

주위 분들은 종종 나라엔텍이 명품 효소를 만들 수밖에 없는 이유 중의 하나가 바로 '직원을 소중한 가족으로 생각하는, 직원들이 오너십을 가지고 일하도록 만드는 기업철학 때문'이라고 이야기한다.

몇 년 전에 전 직원과 함께 휴양지 괌으로 단체여행을 다녀왔다. 대표로서 통 크게 한번 쐈았는데 직원들의 행복한 모습에 나도 덩달아 행복했다. 우리 회사는 10년 근속한 직원의 자녀 한 명에 한해 대학등록금을 100%지원하는 복지혜택도 마련했고 매출이 오르면 보너스도 두둑하게 지급한다. 함께 고생한 직원들도 이에 대한 보상이 따라야 한다고 믿기 때문이다.

보통의 회사들은 명절이 되면 직원들에게 현금으로 보너스를 주거나 선물세트 등을 준다. 그러나 우리 직원들은 보너스나 선물세트보다 우리 회사의 제품을 선물로 주는 것을 훨씬 더 좋아한다. 스스로 제품을 만들면서 우리 효소에 대한 효능과 효과를 확신하기 때문이다. 그래서 자부심을 갖고 친척과 이웃들에 우리 제품을 나눠 준다고 한다.

발효효소를 만드는 과정에는 철저한 장인정신이 요구된다. 주인의식과 자부심도 필요하다. 나는 항상 이런 점을 직원들에게 강조하고 있다. 또한 이를 잘 지켜 주는 직원들에게 고마운 마음을 갖고 있다.

엉터리 효소가 넘쳐난다

효소가 몸에 좋다는 것이 상식이 되면서 수많은 효소제품들이 우후죽순처럼 생겨나고 있다. 물론 정성껏 최선을 다해서 만드는 제품들도 있지만 이런 붐에 편승해서 돈만 벌려는 상술도 함께 판을 치고 있다.

내가 보기엔 효소라고 이름 붙이기 부끄러울 정도로 허접하게 만든 효소들이 그럴듯한 상표와 포장으로 비싼 값에 판매되는 것을 보면 안타까울 때가 많다. 50% 정도만 효소를 발효시켜 돼지 췌장 등에서 추출한 값싼 효소를 추가해서 만드는 상품들도 많다.

소비자들이 잘 알아야 할 부분의 하나가 완전 발효된 효소식품은 일단 맛이 좋다는 것이다. 반면 돼지 췌장에서 추출한 효소 등

외부에서 얻은 효소를 첨가한 발효식품은 맛이 쓰거나 떫은 경우가 대부분이다. 물론 다 그런 것은 아니지만 맛을 보면 효소의 품질을 어느 정도 알 수 있다는 이야기다.

또 곡물의 겉부분만 발효시켜 아주 싼 가격에 판매하는 제품들도 많이 있다. 이런 것들에 비하면 우리 제품은 가격이 비싼 편이다. 그래서 고객들은 우리 제품이 왜 이렇게 비싸냐고 묻는다.

한마디로 엉터리로 발효된 제품은 먹어도 효소로서의 기능이 거의 없다고 봐야 한다. 아무리 싸게 사도 싼 것이 아니라는 얘기다. 게다가 요즘에는 외국에서 수입한 정제 효소에 곡물만 섞어서 파는 곳까지 있어 동종업계 효소전문가로서 부끄럽기까지 하다.

효소의 활황세를 타고 최근 효소제조사가 계속 생겨나는 모습을 보게 되는데 보통 발효 기술을 터득하려면 아무리 적게 잡아도 최소한 4~5년의 시간이 걸리기에 우려스러운 부분이 많다. 곡물발효를 통해 효소를 제조하지 않고 훼스탈이나 베아제 가루를 넣어 속성으로 만드는 업체도 있었다. 과거에는 이렇게 제조하는 것이 불법이었지만 2007년에 법전이 바뀌면서 합법화되었기 때문이다.

바뀐 법전에 의하면 제조공정과 상관없이 효소 성분만 들어 있으면 효소로 인정하고 있다. 쉽게 말하면 콩가루에 된장 성분을 섞으면 발효과정을 거치지 않아도 된장으로 인정하도록 만든 것이다. 엉터리 효소 판매업자들을 양산하는 법이 아닐 수 없다. 돈에 눈이 먼

일부 업체가 이제 겨우 자리 잡아 가는 효소 시장을 망칠까 싶어 안타까운 마음이 든다.

국민의 건강을 책임지는 건강기능식품이 이렇게 엉터리로 제조되어서는 안된다고 판단한 식품의약품안전처에서 만든 것이 바로 GMP 인증제도다. Good Manufacturing Practice의 약어로서 우수건강기능식품제조 및 품질관리기준을 나타낸다. 즉 소비자에게 신뢰받는 안전하고 우수한 품질의 건강기능식품을 제조하도록 하기 위한 기준인 셈이다.

GMP 인증을 받으려면 작업장의 구조, 설비를 비롯해 원료의 구입에서부터 생산과 포장, 출하에 이르는 전 공정에 걸쳐 생산과 품질의 관리에 관한 체계적인 기준을 통과해야 한다.

그래서 식품의약품안전처장은 우수건강기능식품제조기준 및 품질관리기준을 준수하는 건강기능식품제조업소에 한해 GMP 적용업소로 지정하고 그 제품에 이 GMP마크를 쓸 수 있도록 하고 있다. 따라서 건강식품에 이 인증 마크가 있다면 재료 및 생산 공정 과정을 믿고 안심해도 되는 것이다. 또한 GMP 인증 후에도 정기적인 검사를 받아야 하기 때문에 항상 이에 대비해 긴장하며 제품을 만들어야 한다. 사후관리가 철저한 것이다.

나라엔텍은 벌써부터 GMP인증을 통과해 지속적으로 엄격한 품질관리 기준을 맞추고 있다. 처음에는 이 기준을 맞추기 위한 비용이 많이 들고 너무 까다롭다는 생각도 했지만 시간이 지나면서 꼭 필요한 인증제라는 생각이 들었다. 건강에 도움을 주는 건강기능식품이 아무렇게나 만들어져서는 안되기에 정부 차원의 제도적 관리는 반드시 필요한 것 같다.

현재 건강기능식품 전문제조업체는 2021년부터 모두 GMP인증을 받도록 법률이 개정된 상태다. 따라서 GMP인증을 통과하지 못하는 업체는 점차 시장에서 퇴출 당하는 시대가 온다고 해도 과언이 아니다.

그동안 건강기능식품 전문제조업체의 GMP인증은 의무가 아니고 업체의 자율에 의해서 결정됐었다. 그러나 의무도입으로 바뀌면서 GMP인증을 받지 못하는 곳은 시장에서 발 붙일 곳이 없을 것이다.

현명한 소비자들은 이미 구입하는 제품이 GMP 인증을 통과했는지 꼼꼼하게 살핀다. 우리 몸에 들어가는 귀한 건강보조식품이 철저하게 관리되지 않는다면 결국 소비자의 외면을 받을 수밖에 없다.

우리 회사는 끊임없이 효소제품을 연구하고 개발하며 첨단의 설비를 확충해 왔다. 그 결과 양질의 효소를 만들어 낼 수 있었고 이제 국내 시장에서는 확고하게 자리를 잡았다. 그러나 나는 국내 시장에 만족하지 않는다. 이 좋은 곡물발효효소 제품을 세계인들 앞에 자신있게 내놓고 싶다.

그동안 나는 새로운 정보를 얻고자 세계 각국에서 열리는 유명 식

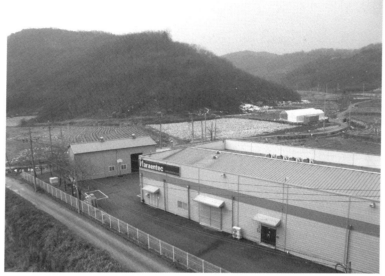

세종시에 있는 나라엔텍 공장에서는 GMP인증시설에서 효소를 만든다

품박람회에 여러 차례 참석했다. 선진국에서 만든 각종 건강기능식품들이 멋지게 포장되어 자세한 이용법과 함께 소개되는 것을 볼 때마다 참으로 부럽기 그지 없었다.

여기에 비하면 한국의 건강기능식품 시장은 너무나 뒤처져 있다. 인삼 등 몇몇 특수 제품을 제외하면 아직 국제화에 나서지 못하고 있는 실정이다. 아무리 좋은 보물을 가졌더라도 남들이 알아주지 않으면 소용이 없다.

나의 꿈은 우리 효소가 해외 수출을 통해 세계적으로 품질을 인정받는 것이다. 이를 위해 지금도 열심히 노력하고 있다. 우리 농산물로 만든 효소식품이 세계인의 건강을 지킬 수 있다는 것을 인정 받으려면 높은 품질을 유지하면서 수출에 대비해 생산량을 확대할 수 있는 길을 모색해야 한다.

요즘은 모든 것이 정확한 수치 계산에 의해 이루어진다. 효소의 생산과 관리도 과학적이고 체계적인 방법으로 이뤄지는 것이다. 이와 같은 시스템을 통해 더 좋은 제품으로 소비자에게 보답하겠다는 마음으로 최선을 다한다면 우리 제품이 세계 곳곳에서 인정 받을 날도 멀지 않았다고 굳게 믿는다.

발효왕 효소와
김원중 대표

　사업을 하다 보면 수많은 사람들을 만나게 된다. 많은 분들과 크고 작은 관계를 맺고 정을 이어가면서 사업을 해 왔지만 그중에서도 특별한 이미지로 남아있는 분이 있다. 바로 상상파크 김원중 대표다.

　20년 넘게 곡물로만 발효효소를 만들어 오는 동안 자사 제품도 만들었지만 주문자생산(OEM)을 더 많이 했다. 그래서 많은 건강식품회사들이 자체 효소브랜드를 만든 뒤에 원가가 싸고 좋은 효소를 만들어 달라는 부탁을 한다. 그러나 결론부터 말하면 싸고 좋은 효소는 없다. 효소는 좋은 재료와 정성, 위생적인 공정이 맞물려 이뤄내는 합작품이기 때문이다.

그러나 판매자의 입장에서는 최대한 이윤을 남겨야 하므로 제품의 질이 좋으면서도 가능하면 원가가 낮은 제품을 주문하게 마련이다. 물론 이해는 한다. 그러나 나 역시 오직 장인정신으로 오랜 기간 발효효소 시장을 지켜왔기에 내가 정한 나름대로의 분명한 가이드라인이 있다.

내가 정한 기준에 못 미치면 아무리 많은 양을 주문하고 장기적인 거래가 약속된다고 해도 거래하지 않는다. 돈에 욕심을 내서 지금까지 지켜온 품질의 자부심을 허물어뜨린다면 이는 장인어른으로부터 이어진 회사의 자존심을 떨어뜨리는 일이라고 생각하기 때문이다.

그런데 기존의 상식을 깨는 사람이 나타났다. 2017년 이른 봄이었다. 평소 효소에 깊은 관심을 갖고 연구해 왔으며 효소에 대해 해박한 지식을 갖고 계신 효소촌한의원 김종수 원장님에게서 전화가 왔다.

"내가 교제하는 분 중에 건강식품을 유통하는 상상파크 김원중 사장님이라고 계세요. 이 분이 우리나라에서 가장 효소를 잘 만드는 전문가를 소개해 달라고 하는데 아무리 생각해도 전진성 대표밖에 없는 것 같아서 소개하려구요. 한번 회사로 찾아가겠다고 하니 잘 만나 대화해 보세요."

알겠다고 대답은 했지만 크게 의미를 부여하지는 않았다. 평소에도 이렇게 효소 유통업을 하겠다며 찾아오는 사람들이 많았기 때문이다. 김종수 원장의 전화가 있은 뒤 얼마 되지 않아 세종시 본사 사무실로 김원중 대표가 방문했다. 가무잡잡하게 그을린 얼굴에 단단해 보이는 체구가 첫눈에도 강인한 인상을 주었다.

"제가 여러 가지 건강식품을 만들어서 신문광고를 통해 유통하고 있는데 이번에 효소 제품을 만들고 싶어서 전 대표님을 소개받았습니다."

간단하게 인사를 나눈 뒤 곧바로 실무적인 얘기로 들어갔다. 그런데 가장 의견일치를 하기 힘든 원가 부분에서 김원중 대표가 상상도 못하던 이야기를 하는 게 아닌가.

"돈이 얼마가 들어도 좋으니 한국 최고의 발효효소를 만들어 주실 수 있겠습니까?"

정말이지 깜짝 놀랐다. 그동안 만났던 수많은 사람들 가운데 '돈이 얼마가 들어도 좋다'는 말을 들은 것은 처음이기 때문이었다. 평소에 듣던 말과 너무 정반대의 이야기여서 순간 나는 내 귀를 의심했다.

차분하게 대화를 해 보니 김원중 대표는 자신이 운영하는 상상파크에서 10여종 이상의 건강식품을 취급하고 있었다. 유통 분야에서만 20년 이상 일한 베테랑으로서 날카로운 눈빛이 그의 강한 신념을 보여주고 있었다.

"제가 오랫동안 건강식품을 취급해 보았는데 제품의 효과가 미미

한데도 과대포장과 허위광고로 소비자들을 속이는 경우를 너무나 많이 보았습니다. 보통 건강식품은 다단계나 높은 수당을 주는 구조로 판매하는 경우가 많아요. 그러다 보니 제조원가가 소비자가격의 10%를 넘기기 힘들지요."

이처럼 솔직하게 유통과정을 설명하는 사람을 본 적이 없었다. 나는 귀를 기울여 그의 말을 들었다.

"요즘은 소비자가에서 할인을 해 줘야 고객들이 혜택을 본다고 생각하기 때문에 20~30% 할인은 기본입니다. 여기에 제품 포장비와 광고비가 들어가고 유통마진까지 남겨야 하니까 원가가 10%를 넘기 힘든 것입니다. 하지만 저는 다르게 생각합니다. 소비자에게 신뢰받는 건강기능식품을 만들기 위해 제품 원가를 30% 이상으로 높여 소비자가 반드시 효과를 보는 제품만 팔겠다는 것이 저의 소신입니다."

생각은 좋았지만 아무리 직판을 통해 유통과정을 줄인다고 해도 그렇게 제조원가를 남들의 3배나 높게 만들면 아무래도 경쟁에서 뒤처질 것 같았다. 제조원가가 너무 높지 않겠느냐고 조심스럽게 물었다. 내가 먼저 높은 원가 이야기를 꺼낸 것은 처음이었다.

"처음엔 고민도 많이 했지요. 그런데 제품력을 인정한 소비자들의 재구매가 이어지면서 결국 정직과 진정성은 통한다는 사실을 확인했습니다. 물론 새 제품을 만들어 광고를 해도 광고비에 못미칠 때

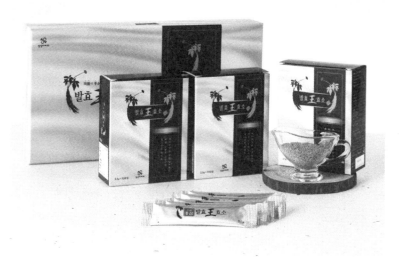

최고의 효소를 만들어 달라는 김원중 대표의 요청으로 탄생한 '발효왕효소'

도 많습니다. 하지만 이런 경우에도 소수 소비자들의 재구매가 이어
지면서 결국 저희가 판매하는 제품은 믿을 수 있고 효과도 높다는
사실이 입소문으로 알려지더라구요. 그때부터 매출도 오르는 것입니
다."

이 말을 들으니 김원중 대표가 돈이 얼마가 들어도 최고의 효소를
만들어 달라고 한 이유를 알 것 같았다. 나는 그동안 시도는 했으
나 너무 원가가 높아서 포기했던 홍삼발효효소를 만들어 보면 어떻
겠느냐고 권했다. 그는 최고의 효소를 만들어달라면서 망설이지 않
고 곧바로 수락했다.

홍삼을 발효시키면 원래 홍삼 질량의 70%가 날아가고 30%만 남는다. 홍삼 효소가 비싼 이유가 바로 여기에 있다. 여기에 황금비율로 곡물효소를 섞으면 최고의 발효효소가 탄생하는 것이다. 나는 그동안 보유했던 레시피와 발효기술을 총 동원해서 최고의 제품을 만들어 냈다. 바로 최상의 6년근 홍삼을 주 원료로 한 '발효왕효소'다.

홍삼이 인삼보다 월등히 많은 사포닌을 함유하고 있으며 피로회복과 면역력 증진에 좋은 최고의 강장식품이라는 것은 이제 모르는 사람이 없을 것이다. 사포닌은 항암제나 면역 보조제로도 알려진 성분이다.

보통 인삼은 열이 많은 사람에게는 복용하지 말라고 하는 경우가 많다. 그래서 홍삼으로 만들어서 먹는데 이것을 다시 한번 발효시킨 발효홍삼은 누구나 먹을 수 있고 부작용 없이 효능을 볼 수 있다는 장점이 있다.

드디어 발효홍삼을 넣어 만든 '발효왕효소'가 출시됐다. 기존의 효소제품들에 비해 거의 3배에 달하는 원가가 들었음에도 김원중 사장은 베테랑답게 이를 수용해 주었다. 최고를 지향하는 그의 장인정신이 만들어 낸 결과물인 셈이다.

나 또한 초심으로 돌아가 그가 원하는 최고의 제품을 만들기 위해 전력을 다했다. 효소뿐만 아니라 어떤 것이든 생산자들은 항상 최고의 작품을 만들고 싶어한다. 그것이 힘든 이유는 대부분 경제적인 이유다. 김원중 대표를 통해 아무런 제약 없이 최고의 효소를 만들 수 있어 행복한 시간이었다. '발효왕효소'를 만나는 소비자들은 정말 복이 많다는 생각이 든다.

세계로 뻗어나가는
효소

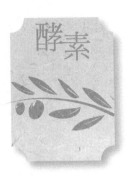

한국의 건강식품 효소를 세계 시장에 소개하고 싶었던 나는 10여 년 전부터 우리 회사 제품을 수출하기 위해 다방면으로 노력했으나 쉽지 않았었다.

효소에 대해 관심을 보이는 나라는 일본과 중국을 중심으로 하는 아시아권 국가들 정도였는데 이들에게는 이미 자체 생산 브랜드가 정착돼 있어서 한국산 효소제품에 별로 관심을 두지 않았다.

우리 회사 제품을 소개하기 위해 중국의 식품박람회에 참석해 부스를 설치해 놓고 홍보를 하면 슬리퍼에 반바지 차림으로 찾아와 자신이 어디 회사 대표라며 명함을 불쑥 내밀고는 무조건 합작을 하자거나 단독수입권을 달라고 요구하는 사람들이 많았다.

중국에서는 사람을 행색으로 평가하면 절대 안 된다. 머리에 까치집을 얹고 허술한 복장으로 돌아다니는 사람들 가운데에도 수백억 수천억의 자산가들이 수두룩하기 때문이다.

이런 점을 잘 알기에 상대가 아무리 초라해 보이더라도 최대한 예의를 갖추고 상담을 했다. 이렇게 서로 관심을 보이고 일을 잘 진행시켜 나간다고 생각했는데 잠시 후에 바로 그 사람이 옆에 있는 다른 부스에 가서도 내게 했던 것과 똑같은 말로 거드름을 피우는 것을 보면서 아연실색했던 적도 여러 번 있었다.

그러던 중 한국의 대외무역을 돕는 코트라(KOTRA)가 주최하는 중국 관련 행사에 참석하게 되었다. 그곳에서 중국 전역에 있는 대형 고급 스파(SPA) 200여 곳을 관리하는 회사의 오너와 미팅이 주선되었다.

이 회사는 일본과 대만에서 3년 이상 발효시킨 액상효소를 비싸게 수입해 쑥뜸을 뜨듯이 스파에서 치료제로 쓰고 있었는데 처음에는 우리 제품을 우습게 보고 탐탁지 않아 했다.

샘플을 줄 테니 일단 먹어보고 난 뒤에 대화를 하자고 해도 시큰둥했다. 무료로 주겠다는 것도 싫다는 것이었다. 뭘 어떻게 믿고 너희 제품을 먹느냐는 뜻으로 느껴져 자존심이 상했다.

그러다가 조사를 통해 우리 회사가 중국 생물발효공업협회 회원이며 한국에서 가장 인정받는 발효회사라는 것을 알게 된 뒤에야 본격적인 합작 이야기가 나오기 시작됐다.

중국 최대의 곡창지대인 흑룡강성(黑龍江省) 평야에 가 보면 입이 딱 벌어진다. 그 크기와 규모에 중국이 정말 큰 나라임을 실감하게 된다. 이곳에서 생산되는 콩이 얼마나 상태가 좋은지 한국산 콩은 비교도 안될 만큼 고품질이었다.

중국 내에서도 이곳의 콩을 최고로 쳐 주니 바로 이 곳에 효소공장을 차려서 콩으로 발효효소를 만들어 중국 전체에 판매하자는 청사진을 중국 측이 먼저 제시했다. 계약조건도 좋아서 한참 이야기가 진행중이다.

중국 합작 건이 본격화되면 중국에서 생산되는 최상의 곡물로 만든 발효효소가 중국 전역으로 팔려나갈 것이다. 그 생산량과 판매량은 아직 가늠할 수 없지만 복용 후 효능을 자신하는 나로서는 참으로 기대가 크다.

흑룡강성은 콩이 주 생산지라 콩으로 만드는 효소 생산지로는 최적이라고 하겠다. 한편 곡물발효효소를 만드는 원료로 매우 좋은 것이 흔히 좁쌀로 불리는 조이다. 조는 온난하고 건조한 환경에서 잘 자라며 가뭄이나 저온에도 강한 것이 특징이다. 우리나라에서는 쌀이나 보리와 함께 밥을 지어 먹는 데 주로 사용해 왔으며 떡이나 엿, 소주 등의 발효용으로도 사용되고 있다.

중국의 좁쌀 주 생산지는 시안(西安)의 미지현이란 곳이다. 이곳 좁쌀은 유명한 특산물로 인정 받아 중국 내에서 비싼 값에 팔리고 있다. 그런데 시안에서도 어떻게 알았는지 자신들의 특산물인 조로 발효효소를 함께 만들어 특화시키자는 제의가 들어왔다. 행복한 비명을 질렀다. 조나 콩 등의 재료가 좋으면 똑같이 발효시킨 효소도 품질이 더 높아진다. 원재료가 좋으면 더 맛있고 좋은 발효효소가 나오는 것은 당연한 일일 것이다.

흑룡강의 양질의 콩과 시안 미지현에서 나오는 최고의 좁쌀이 우리 한국의 발효기술과 만나 중국인들의 건강한 삶을 도울 수 있는 날이 머지 않았다. 아직 초기 단계인 만큼 생산량은 미지수지만 우리 효소의 효능이 널리 알려지면 생산량이 폭발적으로 증가할 수도 있다고 본다.

현재 중국 내 지역 정부와 관계자들의 관심과 열정은 매우 큰 상태다. 그들이 더 적극성을 보이는 것은 나라엔텍이 쌓아 온 효소의 제품력을 충분히 인정하고 있기 때문이다.

중국 내 양질의 곡식과 최상의 우리 기술력이 만나 최고의 발효효소를 생산, 엄청난 규모의 중국시장으로 뻗어나갈 계획에 가슴이 뜨겁다. 중국 진출에 거는 기대가 크고 가능성도 매우 긍정적이지만 돌다리도 두드리는 마음으로 차근차근 진행하려고 한다.

2017년에 이르러 중국 합작 문제가 빠르게 진행되는 동안 베트남에서도 연락이 왔다. 베트남의 제법 비중 있는 식품회사에서 우리 회

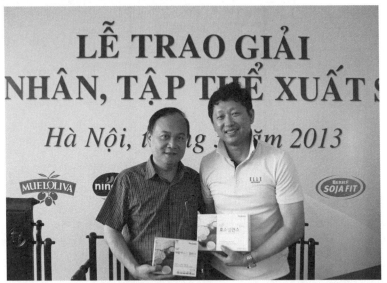
베트남의 제약회사와 MOU를 체결하고 있다

사의 효소제품에 관심을 보이며 합작 문제를 의논하자고 나선 것이다.

　우리 효소제품을 샘플로 넉넉히 보내 주고 일단 먹어본 다음에 대화하자고 했다. 사실 베트남은 2013년경에도 현지 업체와 합작을 논의하다가 마지막에 우리가 아닌 대만업체와 덜컥 계약하는 바람에 허탈했던 기억이 있었다.

　샘플을 보낸 뒤 2주 정도 미국에 다녀오면서 베트남 건을 잠시 잊고 있었다. 그런데 한국에 돌아오니 베트남에서 난리가 났다는 이야기가 들렸다. 당장 합작문제를 논의하고 계약하기를 원하니 베트남으로 급히 와달라는 것이었다.

그동안 지지부진하게 풀리지 않던 우리 회사의 해외진출이 갑자기 급물살을 타는 것에 나도 놀랄 지경이었다. 그러나 마음을 차분히 가라앉혔다. 뭐든 성급하게 욕심을 내고 빨리 가려다 보면 오히려 그것이 큰 위험으로 바뀌는 것을 수없이 보아왔기 때문이다.

초기부터 해외진출이 순조롭게 잘 성사되지 않은 것이 오히려 다행이었다는 생각이 든다. 힘들고 지루했지만 그동안 시행착오를 통해 세세한 부분까지 문제점들을 두루 파악하여 철저하게 대비할 수 있었기 때문이다. 이제는 모든 면에서 때가 되었다는 자신감이 생겼다.

세계는 넓고 우리 효소를 필요로 하는 곳은 많다. 세계를 내 집처럼 드나들며 사람들의 건강에 도움을 줄 수 있는 곡물발효효소를 널리 전파하는 것이 나의 꿈이다. 이 꿈과 비전이 반드시 이루어지리라 믿으며 매일 아침 스스로를 향해 '파이팅!'을 외친다. 최고의 효소로 전 세계를 누빌 날이 눈앞에 다가오고 있다.

일상 속에서 깨닫는
삶의 행복

　2017년 여름을 앞두고 방학을 맞은 대학생 아들, 아내와 함께 뉴욕을 중심으로 미국의 몇몇 도시를 여행하고 돌아왔다. 엄청나게 많은 일거리들이 산적해 있는 상황에서 보름 정도 시간을 뺀다는 것은 나에게는 과감한 용단이 필요한 일이었다. 그러나 여행을 마치고 돌아와 보니 참 잘했다는 생각이 든다.

　내가 없으면 안될 것 같고, 그 사이 중요한 일이 생겨 사업상 문제가 일어날 수도 있다는 걱정은 노파심에 불과했다. 요즘은 인터넷이 워낙 발달해서 지구 반대편에서도 현장에 있는 것처럼 대화하고 일을 처리할 수 있다. 참 편리하고 좋은 시대에 살고 있다.

　이번 여행에서 느낀 것이 많았다. 미국 곳곳을 다니며 많은 여행객들을 만났다. 세계 각 나라에서 온 여행객들이 정말 많았다. 그들의 모습을 보노라니 참으로 인생을 여유롭게 즐긴다는 생각이 들었다.

산을 높이 오를수록 내가 볼 수 있는 전경은 더 넓어진다. 인생을 좀 더 큰 틀에서 넓게 관조하면 내가 너무 좁은 곳에서 바둥거리며 살고 있었다는 사실을 발견하게 된다. 여행은 사람들에게 사고의 폭을 넓혀준다는 말이 있다. 색다른 곳에서 다른 문화를 경험하고, 그들의 삶을 지켜보면서 나의 삶을 되돌아보게 해주기 때문일 것이다.

많은 사람들이 큰 집과 비싼 차를 가져야 성공한 삶이라 여기고 돈이 많아야 행복할 수 있다고 생각한다. 그러나 겉으로 보이는 것은 허상에 불과할 뿐, 실제 내면은 다를 수 있다. 많이 가져도 그것을 제대로 누릴 수 없다면 무슨 소용이 있겠는가.

주변에 있는 분이 가족들과 미국에 갔을 때의 일이다. 대궐처럼 잘 지은 지인의 단독주택에서 며칠간 신세를 지게 되었다고 한다. 환상적으로 아름다운 지역에 널찍하게 자리잡은 그 집은 큼지막한 풀장이 있고 가까운 곳에 편의시설이 많아 휴가를 보내기엔 최적이었다고 한다.

그 집의 주인은 사업에 성공해서 이처럼 멋진 집을 장만했지만 정작 본인은 너무 바빠서 집안의 풀장을 한 번도 이용해 보지 못했다고 한다. 가족들과 풀장에서 신나게 놀고 마당에서 바비큐도 즐기던 지인은 문득 이런 생각이 들었다고 한다.

'주인은 쓰지도 못해 본 이 좋은 시설을 우리 가족이 누리니 결국 우리가 주인이다. 소유하는 사람보다 그것을 누리는 사람이 진짜 임자가 아닌가. 주인이 되려고 버둥거리지 말고 현재를 잘 누리면서 소중하고 가치 있는 것들을 놓치지 말자. 그것이 바로 진정한 행복이다.'

문득 오래 전에 들었던 이야기가 생각난다. 어느 사막에 조그마한 오두막을 짓고 사는 노인이 있었다. 그 집은 울창한 야자수로 둘러싸여 있고 가운데 작은 샘이 있었다. 사막을 지나가는 나그네들은 이 곳의 시원한 샘물로 목을 축이고, 나무 그늘에서 피로를 풀었다.

노인은 나그네들이 행복해 하는 것을 보며 보람을 느꼈다. 목을 축인 나그네들은 조금씩 돈을 내어 감사한 마음을 표시했다. 그렇게 노인의 금고에 돈이 쌓이자 어느새 욕심이 생기기 시작했다. 노인은 나그네들이 마시는 물에 값을 매겨 비싸게 받기 시작했다.

그러자 돈을 주고 물을 사 먹게 된 나그네들은 더 이상 노인에게 고마운 마음을 갖지 않게 되었다. 예전처럼 물을 귀하게 여기지도 않았고 마구 낭비하기 시작했다.

어느 날, 노인은 샘물이 점점 말라가는 것을 발견했다. 잎이 무성한 야자수가 샘물을 흡수해서 그렇게 된 것 같았다. 노인은 야자수를 모두 베어 버렸다. 야자수의 시원한 그늘이 사라지자 태양의 열기가 고스란히 전해져 얼마 지나지 않아 샘물이 바닥을 드러내고 말았따. 더 이상 노인의 오두막집을 찾는 사람은 없었다. 노인은 뜨거운 햇볕을 견디지 못하고 그만 숨지고 말았다.

이 이야기가 시사하는 바는 참 크다. 인간은 상호관계 속에서 살아가며 혼자 동떨어진 상태로는 행복을 느끼지 못한다. 행복을 얻으려면 먼저 남에게 사랑을 베풀어야 한다고 예화는 말한다.

영어의 '감사(thank)'는 '생각(think)'이라는 단어와 같은 뿌리를 가지고 있다. 감사하는 사람에게는 감사할 일이 더 많이 생긴다고 한다. 나에게 주어진 이 직업으로 많은 이들을 건강한 삶으로 이끌수 있음에 감사한다.

3장

신비한
효소의 세계

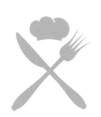

ENZYME

효소란 무엇인가?

1억분의 1mm밖에 되지 않는 초미세 단백질 입자인 효소. 도대체 이 효소의 정체는 무엇일까? 인간의 몸은 약 100조 개의 세포로 이루어져 있다고 한다. 이 엄청난 수의 세포가 약 100만 번의 화학반응을 일으키며 인간을 생존시키고 있는 것이다. 자동차의 휘발유를 연소시키려면 시동을 걸어야 하듯이 인체의 화학반응에 시동을 걸어주는 촉매가 바로 효소다.

효소가 일반에 알려진 것은 얼마 되지 않는다. 미국의 에드워드 하웰 박사가 50년에 걸친 효소연구를 바탕으로 1985년에 『효소영양학』이라는 책을 발간하면서 효소의 중요성이 널리 알려졌다.

『효소영양학』은 효소 연구의 교과서라고 불릴 만큼 많은 학자들에게 연구의 기초자료가 되었다. 그러나 효소에 대한 연구는 불과 30년 정도로 다른 분야에 비해 상대적으로 짧기 때문에 앞으로 더 많은 효소의 비밀이 밝혀질 것으로 기대된다.

세계 최초로 발견된 효소는 전분효소인 디아스타아제(Diastase)로 알려져 있다. 1833년에 프랑스 화학자들이 맥아를 으깬 즙을 전분과 섞자 전분이 분해되는 것을 발견하고 이 분해물질에 디아스타아제라는 이름을 붙였는데 이것이 바로 소화효소인 아밀라아제인 것이다.

이 발견이 있은 지 3년 후, 1836년에 독일의 슈완 교수가 인간의 위액 속에 고기를 녹이는 작용을 하는 물질이 있으며 이 물질은 열에 약하고 강한 산성 상태에서만 작용할 수 있다고 발표했다. 이것이 바로 단백질을 분해하는 펩신(Pepsin)이다.

효소(엔자임: enzyme)라는 이름을 쓰기 시작한 것은 19세기 후반에 이르러서다. 엔자임의 뜻은 그리스어로 '효모 속에 있는 것'을 뜻한다. 그러나 효소에 관한 연구는 본격적으로 진행되지 못하다가 1930년대에 와서야 비로소 활발하게 이루어지기 시작했다.

현재까지 밝혀진 바에 따르면 몸에 효소가 얼마나 남아 있는가의 여부가 인간의 수명을 좌우한다고 한다. 효소가 충분해서 신체 내의 화학반응이 잘 이루어지면 건강한 것이고, 효소 부족으로 신체가 활발히 움직이지 못하면 인간은 점차 죽음으로 향하게 되는 것이다.

효소는 신체의 해독과 기력 회복을 도와 면역체계를 유지하는 데 결정적인 역할을 한다. 그런데 효소가 부족하면 면역에 써야 할 효소가 소화에 투입되어 면역체계에 이상이 생기게 된다. 면역에 쓸 효소를 소화에 먼저 끌어다 쓰는 이유는 음식물이 제대로 분해, 흡수되지 못할 경우 체내에서 이상발효를 거쳐 독극물로 변하기 때문이다.

우리 몸에 가장 중요한 에너지원은 탄수화물과 단백질, 지방으로서 흔히 3대 영양소라고 불린다. 이 중 탄수화물은 세포 속의 미토콘드리아에서 에너지를 생산하는 동력에 직접 작용한다. 최근 이 미토콘드리아에 대한 중요성이 밝혀지고 있다.

단백질은 인체의 골격과 세포조직, 점막의 원료가 되고 지방은 세포막 등 생체막의 성분이 되는 것으로 알려져 있다. 3대 영양소는 인체의 가장 중요한 에너지원이지만 영양소만 많다고 해서 몸이 잘 기능하는 것은 아니다. 영양소를 아무리 많이 섭취해도 그것이 화학반응을 통해 생명활동에 필요한 에너지로 전환되어야 하는 것이다.

비단 인간의 몸뿐 아니라 동식물의 모든 반응에 효소가 관여한다. 가령 씨앗을 땅에 심으면 싹이 트게 되는데, 그 이유는 씨앗 속에 효소가 있기 때문이다. 씨앗에 아무리 많은 영양소가 있더라도 효소가 없으면 싹이 틀 수 없다.

풀 한 포기, 작은 미생물에도 생명이 있는 곳에는 반드시 효소가 생명 활동을 하고 있는 것이다. 그러므로 효소를 빼고는 해독도 말할 수 없다.

효소는 생명의 열쇠다. 효소는 세포를 재생하고, 세포 내의 노폐물을 분해하여 배출하게 한다. 또한 각 장기들이 활동할 수 있게 하고, 혈관과 혈액을 정화시키며 딱딱하게 굳어 섬유화된 섬유종이나 혈전 혹은 흉터 등을 녹이고 염증을 제거한다.

독소를 배출해 면역력을 강화시켜 주고, 두뇌 활동을 활발하게 하는 등 온갖 생명 활동을 돕는 것도 효소의 역할이다. 세포를 교체하고 독소를 배출하는 것도 효소라는 것을 생각할 때 새삼 효소의 중요성을 기억하지 않을 수 없다.

놀라운 효소의 기능

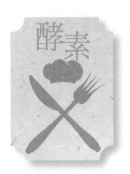

효소의 기능은 크게 6가지로 정리할 수 있다.

첫째, 소화흡수 작용을 한다. 효소가 음식물을 분해해서 분자 크기의 영양소로 만들어야 세포에 전달될 수 있다. 이 영양소는 우리 몸의 혈액과 근육, 피부, 장기, 머리카락 등의 세포를 만드는 원료가 되며 숨쉬고 움직이는데 필요한 에너지를 만든다.

둘째, 질병이 있는 부위의 고름과 독소를 분해하고 배출하는 작용을 한다.

셋째, 항염, 항균 작용을 한다. 효소는 병원균을 죽이며 세균과 곰팡이를 잡아먹는 백혈구의 식균작용을 도와 몸을 정상 상태로 회복시키는 일을 한다.

넷째, 혈액정화 작용을 한다. 효소는 혈액 내의 노폐물과 독성을 배출하며 혈액 중의 콜레스테롤을 분해해 약알칼리성으로 유지하는 역할을 한다.

다섯째, 신경전달에 관여한다. 보고, 듣고, 만지며 뇌에서 명령하는 정보를 처리해 손발을 움직이는 모든 과정에 효소가 필수적이다. 질병이나 노화로 인해 자극에 대한 반응이 느려지는 것도 효소 부족이 원인일 수 있다.

마지막으로 효소는 세포부활 작용을 한다. 인체의 세포는 끊임없이 교체되고 있다. 아이들의 피부가 좋은 것은 낡은 세포가 원활하게 교체되고 있기 때문이다. 효소는 손상된 세포를 재생시키고 낡은 세포를 신속하게 교체한다.

위에서 보듯이 효소는 우리 몸이 정상적으로 돌아갈 수 있도록 하는 모든 작용에 관여한다고 볼 수 있다. 이와 같은 신진대사가 제대로 되지 않을 때 생기는 질병을 대사증후군이라고 한다.

대사증후군은 만성적인 대사장애로 인해 고혈압, 고지혈증, 비만, 심혈관계 죽상동맥경화증 등의 여러 가지 질환이 한 개인에게서 한꺼번에 나타나는 것을 말한다. 발병 원인은 보통 비만이나 운동부족과 같이 생활 습관에 관련된 것으로만 알려져 있다. 그런데 영양학자들은 몸에서 생성되는 효소가 부족해지면 대사증후군이 나타난다고 보고 있다.

50대 후반의 사업가 한 분이 있었다. 그는 젊어서부터 일 중독에 가까웠지만 건강은 타고난 사람이었다. 감기에 걸리는 일도 거의 없었고, 하루에 16시간 넘게 일해도 하룻밤 잘 자고나면 거뜬한 체질이었다.

그런데 몇 년 전에 식은땀이 날 정도로 가슴에 통증이 심하다가 괜찮아지는 증세가 서너 번 반복되더니 어느 날 퇴근길에 쓰러지고 말았다. 급성심근경색이었다. 다행히 빠른 처치로 생명은 건졌지만 이때부터 아침 저녁으로 한 웅큼씩 약을 먹어야 했다.

약을 복용한 지 2년쯤 지났을 무렵, 무릎이 아프고 양말 자국이 날 정도로 발목이 퉁퉁 부어오르기 시작했다. 아침이 되면 좀 괜찮다가 오후부터는 여지없이 다리가 붓고 통증이 심했다.

온 몸에 이유 없이 시커멓게 멍이 드는 증세도 나타났다. 병원에 갔지만 별다른 원인을 찾기 힘들었고 해결책도 없었다. 뿐만 아니라 독감에 걸려도 기존의 약과 충돌해서 감기약조차 제대로 먹을 수 없었기 때문에 환절기가 되면 한달 넘게 감기로 고생해야 했다.

고생하지 말고 효소를 먹어보라고 권해주었다. 병이라고는 모르고 살다가 갑자기 아픈 곳이 많아져서인지 그는 군말 없이 효소를 먹기 시작했다. 감기 초기에 먹기 시작했는데 며칠 지나니까 생각도 안하던 변비가 먼저 개선되었고 감기 증세가 호전되었다면서 그것만도 고맙다고 전화가 왔다. 그리고 몇 달쯤 지나서 다시 만났는데 언제부터인지 모르겠지만 온 몸에 멍 드는 것과 다리 붓는 증세가 90% 정도 사라졌다는 것이었다.

도대체 효소가 뭐길래 이렇게 효과가 있느냐면서 그는 몇 번이나 고맙다는 인사를 했다. 이 분처럼 약물을 장기 복용하는 경우, 독성을 해독하기 위해 엄청난 효소가 사용되므로 만성적인 효소 부족 상태가 된다. 이런 상태에서 효소를 보충해 준 것이 여러 불편한 증상들을 사라지게 했던 것이다.

한국 사람들 가운데 우유만 마시면 설사를 하는 사람들이 종종 있는데 그것은 유당을 분해하는 락타아제라는 효소가 없거나 부족해서 생긴다. 이 역시 효소의 문제인 것이다.

우리가 자주 이용하는 일반의약품 소화제 또한 소화효소제와 다른 성분을 합친 복합제로 만들어진다. 소화효소제로는 판크레아틴, 비오디아스타아제가 있는데 판크레아틴은 소나 돼지의 췌장에 있는 소화효소를 정제한 것으로서 훼스탈이나 판크레온F 등에 들어가 있다. 돼지에서 추출한 성분이다 보니 예민한 사람은 알레르기 반응을 일으킬 수도 있다.

의사들은 영양소를 분해하는 소화 효소가 우리 몸에서 분비되기 때문에 별도로 소화제를 먹을 필요는 없다고 말한다. 그러나 과식하거나 나이가 들어 소화력이 현저히 떨어졌을 때에는 인공 소화제의 힘을 빌리게 된다.

문제는 이처럼 돼지의 몸이나 인공화합물 등으로 만든 소화제는 일시적으로는 유익할 수 있어도 몸 전체의 입장에서 볼 때 역기능도 우려된다는 점이다.

단순히 효소의 작용만을 기대할 것이 아니라 이 효소를 통해 영양도 섭취하고 몸의 기능도 좋게 만드는 일거양득(一擧兩得)의 효과를 누릴 수 있다면 더욱 좋지 않을까? 바로 그것이 곡물을 과학적이고 체계적으로 발효시켜 만든 '곡물발효효소'라고, 어디서나 나는 자신있게 말한다. 바로 이러한 자부심이 20년간 곡물효소의 외길을 걷게 했기 때문이다.

효소가 부족하면 나타나는 증상들

우리 몸의 모든 작용은 효소에 의해 이루어진다. 건강한 몸의 유지에 있어 효소의 중요성은 아무리 강조해도 지나치지 않다. 간혹 병원에 가도 특별한 진단이 나오는 것은 아닌데 몸이 무겁고 피곤하며 의욕이 없는 경우가 있다. 이런 분은 반드시 효소에 관심을 가져야 한다.

류머티스 관절염으로 고생하는 50대 부인이 있었다. 6~7년 전부터 잠자고 일어나면 손가락 마디가 뻣뻣한 느낌이 들었다고 한다. 그러다가 며칠에 한 번씩 오던 통증이 점점 심해져서 병원에 갔더니 류머티스 관절염이라는 진단이 나왔다.

약을 복용하고 처음에는 통증이 좀 덜했지만 시간이 지나면서부터 전신에 부종이 생기고 잠잘 때에도 사지통이 있으며 저린 증세까지 나타났다. 약 때문인지 입맛도 잃어서 몸이 쇠약해지는 게 느껴질 정도였다고 한다.

류머티즘은 소소한 증상으로 시작하지만 결코 우습게 봐서는 안 되는 질병이다. 부인도 그 사실을 알고 있었으므로 무엇이든 하고 싶었지만 마땅히 할 수 있는 것이 없었다. 그러던 차에 효소가 인체의 모든 작용에 필요하며 나이 들수록 줄어든다는 신문 광고를 보고 우리 제품을 구입했다.

약 3~4개월 정도 열심히 효소를 복용하던 어느 날, 깜빡 잊고 전날부터 류머티즘 약을 안먹었는데도 밤에 깨지 않고 잘 잤다는 것을 깨달았다고 한다. 그 정도 상태만 유지되어도 좋겠다면서 그녀는 한시름 놓았다고 했다. 혈액순환을 원활하게 하고 독소를 제거하는 효소의 효능을 제대로 체험했던 것이다.

우리 몸에 효소가 부족하면 다양한 증세들이 나타난다.

첫째, 혈액을 생산하는 장기의 활동성이 떨어져 산소 공급이 원활하지 못하게 된다. 그 결과 뇌의 활동이 저하되어 두통을 비롯한 무기력증, 졸음, 집중력 부족 등이 발생할 수 있다.

둘째, 제대로 소화되지 못한 음식물 찌꺼기나 각종 노폐물이 체내에 남게 되면 혈액을 통해 이동하게 되는데 이 과정에서 혈관 내부에 노폐물이 쌓이고 지저분하게 오염된다. 이는 혈액순환을 어렵게 만들어 순환기질환의 원인으로 작용한다.

셋째, 체내에 효소가 부족하면 대사 작용뿐만 아니라 소화 작용을 위한 효소도 부족해져 우리가 섭취한 각종 음식물들이 위와 장에 머무는 시간이 길어지고, 영양소의 흡수력도 떨어지게 된다. 하루 종일 속이 더부룩하고 가스가 차는 것은 바로 이런 이유 때문이다.

넷째, 소화효소가 부족하면 음식물이 제대로 분해되지 않아 장 내에 찌꺼기가 많이 쌓이게 된다. 이 찌꺼기들은 나쁜 세균의 먹이가 되어 유해균의 번식이 급격히 늘어나고 장내 부패 현상이 가속화된다. 각종 독소와 가스를 내뿜는 찌꺼기들은 시간이 지나면서 딱딱한 숙변으로 장벽에 달라붙어 장을 무력하게 만들어 버린다. 이렇게 생성된 독소는 혈관을 타고 온몸으로 퍼져 몸속 곳곳에서 염증을 일으키는 원인이 된다.

다섯째로 활성 효소가 부족하면 체내에 있는 독소들이 정상적으로 연소되지 않으므로 해독을 담당하는 간에 무리가 갈 수 있다. 이로 인하여 만성피로나 무기력증, 허약체질 등의 증상이 발생할 수 있다.

최근에는 온몸이 나른하고 좀처럼 숙면을 취하지 못하거나 매사에 의욕이 없고 늘 몸이 무겁게 느껴진다는 사람들을 많이 볼 수 있다.

이런 사람들은 본인은 고통을 호소하지만 병원이나 한의원에 가서도 정확한 원인을 찾지 못하는 경우가 많다. 만일 위에서 예를 든 여러 증상들이 복합적으로 나타난다면 몸속 효소 부족을 의심해 볼 수 있다.

우리 몸에 효소가 부족하면 노화가 촉진된다. 따라서 몸속에 효소를 많이 저장하는 것이 건강하게 사는 하나의 방법이라고 할 수 있다. 음식을 섭취할 때에도 효소가 많은 음식을 염두에 두면 건강에 도움이 될 것이다.

효소는 아무리 강조해도 지나치지 않을 만큼 우리 몸에서 중요한 역할을 한다. 부족하지 않도록 적절히 섭취한다면 우리 몸을 건실하게 지켜주는 든든한 파수꾼이 될 것이다.

똑똑한 효소,
잘 먹어야 보약이다

효소는 채소나 날 음식에 주로 함유되어 있다. 그러나 자연 상태에 있는 음식으로부터 충분한 효소를 섭취하기 위해서는 엄청난 양의 식사를 해야 한다. 그것도 생식으로 말이다. 효소는 열에 약해서 불에 익히면 파괴되기 때문이다.

생식이 아닌 화식을 주로 하는 현대인의 식생활에서 효소를 섭취하기는 매우 힘들다. 효소를 몸에 공급할 수 있는 최적의 방법은 바로 발효식품을 먹는 것이다. 발효(醱酵)는 문자 그대로 '효소를 만들어 낸다'는 뜻이다.

발효식품은 기존의 곡식이나 음식을 미생물로 발효시킨 음식이다. 간장과 고추장, 식초, 김치 등이 대표적인 발효식품이라고 할 수 있다. 우리와 가까운 일본에도 발효식품이 많이 있는데 일본인이 장수하는 것은 낫토와 채소절임 덕분이라는 말이 있을 만큼 그들의 발효식품 사랑은 유별나다.

일본이 장수국으로 유명한 데에는 그들이 생선을 회로 먹는 것도 한 몫 한다. 생선요리 중에서 가장 소화가 잘 되는 것이 바로 생선회이기 때문이다. 된장에 절인 살코기와 채소 등도 소화가 잘 되는 음식이다.

북극권에 사는 이누이트족의 건강 비결은 바다짐승이나 새, 물고기를 사냥한 뒤에 곧바로 먹지 않고 만년설 속에 보관했다가 시간이 지난 뒤에 꺼내 먹는 것이라고 한다. 그렇게 보관한 고기는 이미 조금 썩기 시작한 발효 상태의 고기가 되어 단백질 분해효소인 카텝신이 증가하고 아미노산에 가까운 단백질로 바뀌기 때문에 소화하기 좋은 상태가 된다.

한국의 김치와 독일의 자우어크라우트(양배추절임), 유럽의 치즈와 요구르트 등도 대표적인 발효식품이자 식이효소 보조식품이다. 결국 건강장수를 누리는 사람들의 특징은 외부에서 충분한 양의 효소를 섭취함으로써 체내 효소를 낭비하지 않는다는 것이다.

예부터 우리 어머니들은 사랑하는 자녀가 밥을 먹을 때마다 꼭꼭 씹어먹으라는 이야기를 하셨다. 참으로 과학적인 지혜가 듬뿍 담긴 말씀이 아닐 수 없다. 효소가 많이 든 음식들은 여러 번 잘 씹어서 천천히 먹을 때 효소의 효과가 더 크게 나타난다.

음식을 오랫동안 잘 씹으면 입 안에서 타액과 섞이면서 잘게 부서지게 된다. 흔히 소화는 위장에서 한다고 생각하는 사람들이 많은데 실제로는 음식을 먹는 순간, 입안에서부터 이미 시작되고 있는 것이다.

타액에는 소화 효소인 프리알린(타액 아밀라아제)이 있어서 탄수화물을 분해한다. 위장에는 탄수화물 분해효소가 없으므로 가능하면 천천히 오랫동안 씹어서 삼켜야 위장에 부담을 주지 않고 소화불량을 예방할 수 있다.

예전에 비해 현대인들의 식사 시간이 짧아졌다는 연구결과가 있다. 문제는 빨리 먹는 사람일수록 비만도가 높아진다는 점이다. 영양 과잉과 더불어 제대로 씹지 않고 빨리 식사를 마치는 것이 현대인들로 하여금 비만으로 고생하게 만드는 원인이 아닌가 싶다.

꼭꼭 씹지 않고 급하게 먹으면 뇌의 시상하부에 있는 포만중추를 자극할 시간이 부족하기 때문에 자기도 모르는 사이에 과식을 하게 된다. 뇌가 충분히 먹었다고 감지하기까지는 약 15~30분이 필요하다.

똑똑한 효소 섭취법 중의 하나는 좋은 물을 많이 마셔야 한다는 사실이다. 효소는 물이 없으면 활동하지 못한다. 또한 수질이 나쁘면 정상적인 활동을 하지 못하며, 양질의 물에서는 효소가 더욱 활성화된다.

물이 가진 용매(용질을 녹이는 성분)로서의 특징이 효소의 활성에 크게 관여한다는 연구가 있다. 좋은 물이란 알칼리성에 유해 물질이 검출되지 않고 무색투명하며 미네랄이 존재하고 효소가 많이 녹아 있는 물을 말한다.

장수촌이라고 불리는 곳에는 대개 수질이 좋은 물이 함께 있다. 좋은 물을 사용해서 발효식품을 만들고 효소와 비타민, 미네랄 등의 영양소가 듬뿍 들어간 채소와 과일을 키우면 그 효과는 더 높아진다.

효소가 제대로 일하게 하려면 최소한 매일 1리터 이상의 질 좋은 물을 마셔야 한다. 가능하면 살아 있는 미네랄워터를 먹는 것이 좋으며 수돗물을 마실 경우에는 정수기를 추천하고 싶다.

음식을 꼭꼭 씹어 먹고 좋은 물을 하루 1리터 이상 마시는 습관을 기르면 좋은 효소를 섭취하는 것 이상으로 건강을 지키는 데 도움이 될 것이다.

효소를 아껴야
오래 산다

    효소를 음식물로 섭취하기 위해서는 살아있는 신선한 음식을 먹어야 한다. 효소는 단백질이나 지방, 비타민, 미네랄 등의 다른 영양소와는 다르다. 효소는 살아 있기 때문에 가열하면 대부분 기능을 상실하게 된다. 45도 이상만 되어도 파괴되므로 끓이거나 익힌 음식에는 효소가 거의 없다고 보면 된다.

    가열하지 않고 먹어도 괜찮은 음식은 가능하면 자연 상태로 먹는 것이 좋다. 고대 의학의 선구자 히포크라테스는 '음식을 익혀 먹음으로써 효소가 없어진 것이 병을 부르는 원인'이라고 말했다.

    한 의학연구팀이 다수의 쥐를 사육하면서 흥미로운 실험을 했다. A그룹 쥐에게는 인간이 먹는 일반적인 음식물 25 종류를 가열해서 먹이고, B그룹 쥐에게는 신선한 채소와 생우유를 먹였다.

A그룹에는 조리된 음식뿐만 아니라 비타민과 미네랄을 포함한 영양보충제도 주었지만 쥐들의 번식 능력이 저하되기 시작했고 쉽게 감염되었다.

A그룹의 죽은 쥐를 해부해 보니 장염, 폐렴, 빈혈과 같은 질병에 많이 걸려 있는 상태였다. 폐와 신장, 생식기에도 병이 나타났고 암에 걸린 쥐도 있었다. 이와 같은 질병은 쥐에게는 드물게 나타나는 것들이다. 그러나 생식을 한 B그룹은 오래도록 건강한 상태를 유지했다.

효소를 섭취할 수 있는 생식이 질병을 이겨내는데 얼마나 강력한 힘을 발휘하고 있는지 알 수 있는 실험이다. 이러한 실험의 사례는 수도 없이 많다. 비타민이나 미네랄 등을 아무리 보충하더라도 생식을 통해 효소를 섭취할 수 없다면 그 효과는 미미한 수준이다.

우리 몸속의 효소는 잠재효소의 상태로 있다가 소화효소와 대사효소로 나뉘어 사용된다. 그런데 잠재효소의 양은 평생 한정되어 있기 때문에 가능하면 효소를 아껴서 사용해야 한다. 나이 들수록 소식하라는 것도 소화를 위해 효소를 지나치게 낭비하지 말라는 뜻이다.

체내에서 한정적으로 생산되는 잠재효소를 활용하는데 있어서 소화효소로의 낭비를 줄이고 대사효소로 보다 많이 활용할 수 있도록 하는 방법은 바로 식사할 때 음식 섭취의 순서를 정하는 것이다.

먼저 생채소와 과일은 식사하기 30분 전에 먹도록 한다. 신선한 채소는 위장을 빠르게 통과하며 스스로 효소를 가지고 있기 때문에 소화를 촉진시켜 효소를 덜 사용하게 한다.

그러나 밥이나 빵 같은 탄수화물은 위장에 평균 3~4시간을, 고기나 우유 등 동물성 단백질은 4~8시간 정도 정체해 있으면서 많은 소화효소를 필요로 한다. 따라서 식사할 때 먼저 신선한 채소나 과일부터 먹으면 한결 수월하게 소화시킬 수 있고 여분의 효소를 아낄 수 있다.

마지막으로 효소를 잘 섭취하기 위해서는 갈아서 먹는 방법이 있다. 갈아서 먹으면 소화가 더 잘되고 통으로 먹을 때보다 효소의 양이 많아져 효소를 효율적으로 섭취할 수 있다.

주의할 것은 한꺼번에 갈아 놓지 말고 먹기 직전에 갈아서 먹어야 한다는 점이다. 공기 중에 노출되면 산화되어 효소가 줄어들기 때문이다. 그리고 과일이나 채소를 주스로 갈아서 먹더라도 그냥 삼키지 말고 꼭꼭 씹어서 천천히 먹으면 침이 나오게 되므로 소화효소를 덜 사용할 수 있다.

음식을 익혀 먹으면 영양가의 흡수율은 높아지는 반면 효소는 사라진다. 그러므로 모든 음식을 무조건 익히거나 무조건 생으로 먹는 것은 좋지 않다. 적정한 조화와 균형이 이루어져야 한다.

얼마 전 뉴스에서 신선한 채소와 과일 섭취의 중요성에 대해 보도하면서 15년 전에 유방암 말기 판정을 받은 K씨의 사례를 소개한 적이 있다.

당시 그는 길어야 2년밖에 못 산다는 말을 들었지만 다른 암 환자들과 더불어 채소와 과일 등으로 요리하고 있는 모습이 소개되었다. 지금까지 건강하게 잘 지내고 있는 것이다.

한 대학병원에서도 유방암 환자들에게 8주 동안 녹황색 채소와 과일이 풍부한 음식을 제공했는데, 일반식을 했던 환자들보다 혈액 속 항암 물질이 더 많아진 것으로 나타났다고 한다.

자연의 신선한 음식은 효소가 많고 맛도 좋다. 채소도 햇볕을 쬐고 자란 제철 채소가 더욱 맛있으며 벌레가 먹더라도 텃밭에서 농약 없이 자란 채소가 좋다.

건강하기 위해서는 잘 먹고 잘 배설해야 하는데 이를 위해서는 장 속에 좋은 균을 증식시키고, 나쁜 균을 억제해야 한다. 유익균과 유해균의 비율이 85:15가 되는 것을 황금비율이라고 한다. 이처럼 장 내 세균들의 균형이 맞으면 효소의 생성이 활성화된다.

좋은 균을 증식시키기 위해서는 김치와 단무지, 매실 장아찌 등 절임음식이 좋다. 가능하면 화학적 정제염이 아닌 순수한 소금을 사용하는 것이 좋다. 또한 효소의 손실을 줄이기 위해서는 30도 이하에서 보관해야 한다.

한동안 효소 담그기가 유행한 적이 있다. 많은 사람들이 매실액, 백초액, 산야초액, 포도액 등을 담그면서 효소와 혼동하고 있는데 이는 효소가 아니라 미생물의 효소를 이용하여 약초 성분을 추출한 '발효액'이다. 효소발효액은 효소와 다르며 발효액에는 설탕이 많이 들어 있으니 너무 다량으로 섭취하는 것은 피하는 것이 좋다. 특히 당뇨환자라면 더욱 주의해야 한다.

건강한 생활을 유지하는 데에는 음식이 상당한 비중을 차지한다. 그러나 바쁜 현대인들이 하루 세 번씩 건강한 식탁을 준비한다는 것은 쉽지 않은 일이다. 그래서 수많은 사람들이 외부로부터 가장 효율적으로 효소를 섭취할 수 있는 방법을 찾아 헤맨다.

그러나 우리 주위에는 효소라는 이름이 붙은 온갖 종류의 제품들이 넘쳐나서 막상 어느 것이 제대로 된 효소인지 판단하기가 어렵다. 결국 현명한 선택을 하기 위해서는 효소에 대한 지식이 필요하다.

곡물효소를
고집하는 이유

그동안 많은 변화와 어려움이 있었지만 오직 한 길, 곡물발효 효소만 줄기차게 만드는 이유는 다름 아니라 효소는 곡물발효를 통해 만들어 먹는 것이 최상이라고 생각하기 때문이다.

곡물효소는 체내의 생화학 반응을 원활하게 하며 음식물을 분해시켜 영양분의 흡수를 돕고 나쁜 독소를 배출시키는 데에도 영향을 미친다. 특히 장 속에 쌓인 찌꺼기와 독소를 배출해서 변비를 완화하고 혈액정화작용도 한다.

발효효소 전문기업을 이끌면서 나는 항상 전 국민의 건강을 책임진다는 생각을 갖고 있다. 우리 회사에서 만들어진 효소제품이 소비자로부터 인정을 받는 것도 바로 이런 이유에서다. 제대로 만든 효소를 보름 정도 열심히 먹으면 그 효과를 몸으로 느낄 수 있고 한 달이 지나면 감탄하게 된다.

흔히 위장에서 음식물을 소화시킨다고 생각하지만 효소가 적절하게 분해해 주지 않으면 위장 혼자서는 음식물을 소화시킬 수 없다. 효소 분비가 왕성한 젊은이들은 과식을 해도 거뜬히 소화시키지만 노인은 과식하면 소화를 시키느라 힘들어 한다. 효소 분비량이 적기 때문이다.

소화가 잘 되지 않는다면 몸속에 적절한 효소가 활동하지 못하고 있을 가능성이 높다. 살이 너무 찌거나 마른 이들 또한 몸 안에 적절한 양의 효소가 있는지 살펴볼 필요가 있다. 효소는 생체리듬을 지켜주는 바로미터와도 같다.

동경대학에서 일본의 효소제품들을 실험한 결과, 자연발효 식품에 함유된 효소의 효능이 가장 좋다는 연구결과가 나왔다. 곡물을 조건에 맞추어 잘 발효시키면 미생물들이 효소를 뿜어낸다. 현미, 콩, 율무 등을 잘 발효시켜서 만들어지는 효소를 자주 섭취하면 우리의 몸은 유해 환경으로부터 스스로를 보호할 수 있는 힘을 키우게 된다.

특히 곡물에 포함된 효소는 허약해진 몸을 정상적으로 회복시키는 작용을 하는데 일반 가정에서 곡물효소를 만든다는 것은 사실상 불가능에 가까운 일이다. 온도와 습도 등의 제반 조건을 맞추는 것도 보통 일이 아니거니와 좋은 종균을 보유하고 지키는 것은 더더욱 쉬운 일이 아니기 때문이다.

발효식품을 먹기 어렵다면 효소를 과립형으로 만든 제품을 섭취하는 것이 좋다. 구수한 과자나 누룽지를 먹는 것과 비슷해서 나이가 어리거나 입맛이 까다로운 사람들도 간편하게 건강을 챙길 수 있다.

한국인의 주식은 쌀을 비롯한 곡류다. 이 것이 바로 내가 효소 중에서도 곡물발효효소를 고집하는 이유다. 곡류가 주식인 한국인들이 곡류발효효소를 섭취하면 다른 어떤 효소보다도 밥을 소화시키는 능력이 좋아진다.

요즘은 대부분의 사람들이 비타민의 중요성에 대해 잘 알고 있어서 각종 비타민 제품을 거의 필수적으로 섭취하는 추세다. 그런데 비타민의 또 다른 이름이 조효소라는 사실을 기억해야 한다. 한마디로 비타민은 효소를 돕는 물질인 것이다.

예를 들어 효소가 목수라면 비타민은 조수에 해당한다. 조수가 아무리 많아도 정작 기술자인 목수가 없다면 집을 지을 수 있겠는가. 비타민을 많이 먹어도 몸 안에 효소가 부족하면 제 역할을 할 수 없게 되는 것이다. 그래서 몸에 좋은 건강식품이나 비타민, 미네랄을 먹는 것도 중요하지만 일차적으로 효소를 잘 보충해 주어야 모든 것이 제 값을 할 수 있다.

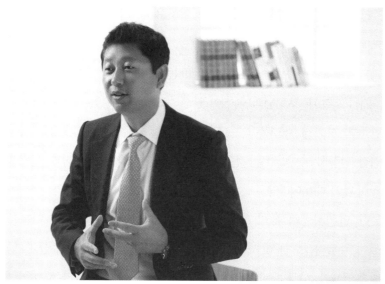

효소에 대한 설명을 요청받으면 어디서나 효소 강의가 이루어진다.

효소가 인기를 끌게 되면서 최근 곡물로 만든 효소가 다양하게 개발돼 선을 보이고 있다. 곡물 자체에 이미 영양소가 많은데 다시 한번 발효 과정을 거쳤기 때문에 제대로만 만들었다면 몸에 좋을 수밖에 없다.

효소를 제조하는 회사들 모두 제대로 효과를 볼 수 있는 효소를 만들어 냈다고 믿고 싶다. 그러나 현실은 이름만 효소일 뿐, 흉내내기에 그친 유사 제품들이 수없이 많은 것을 보게 된다. 몸에 작용하는 효능은 고려하지 않은 채 흉내만 낸 곡물효소를 통해 사람들이 효소에 대해 잘못된 인식을 하게 될까 걱정이다.

건강식품은 우리 몸에 직접적인 영향을 미치는 것인 만큼 건강에 도움을 주어야 한다. 그럴듯하게 포장해서 효과가 대단한 것처럼 과대광고하는 것은 소비자를 기만하는 행위다.

지금까지 내 부모님과 자식이 안심하고 먹을 수 있는 곡물효소를 만들어 오느라 어려울 때도 많았지만 결국 우리 회사가 장수하며 점점 성장할 수 있었던 것은 늘 소비자를 생각하며 정직과 신뢰를 쌓아왔기 때문이리라.

한 언론사에서 우리 회사에 '발효효소의 명가(名家)'라는 이름을 붙여 주었다. 오늘도 세종시에 있는 우리 공장에서는 구수한 곡물 발효냄새가 하루 종일 풍겨 나온다. 발효기술의 명가라는 이름에 걸맞게 항상 정직하게 최선을 다하겠다고 다짐해 본다.

수면과 효소

아이들은 잠잘 때 키가 큰다는 말이 있다. 잠을 잘 자야 병이 낫는다는 말도 있다. 최근의 연구결과를 보면 밤 10시에서 새벽 2시 사이에 멜라토닌과 성장호르몬을 비롯해 인간의 정신과 육체를 조화롭고 건강하게 하는 호르몬들이 집중적으로 분비된다는 것이 밝혀지고 있다. 물론 그 시간에 잠을 잘 때의 이야기다.

잠의 중요성은 아무리 강조해도 지나치지 않을 것이다. 오죽하면 잠을 못자게 하는 것이 고문의 한 종류로 사용되었을까? 굳이 학문적인 설명을 갖다 붙이지 않더라도 잠을 못잤을 때의 고통을 겪어본 사람이라면 충분히 이해할 것이다.

우리 직원의 친구 중에 전업주부가 있었다. 동대문에서 크게 장사하는 남편이 생활비도 넉넉하게 갖다주고 매우 가정적이어서 주변에서 다들 부러워했다. 게다가 자녀들도 모두 잘 돼서 도무지 걱정할 일이 없어보였다.

그러나 아무런 문제가 없다는 것 자체가 또 다른 문제인지도 모른다. 그 주부는 오랫동안 역류성 식도염을 앓고 있었는데 병원에서 온갖 검사를 받으며 몇 년이 넘도록 위장약을 달고 살았지만 그 상태를 벗어날 수가 없었다.

식도염도 문제였지만 그녀를 더 힘들게 한 것은 불면증이었다. 숙면을 취하지 못하니 낮에도 거의 외출하지 않고 소파에 누워 있는 날이 대부분이었다. 하루 하루를 그녀는 건강 걱정으로 시간을 보냈다. 친구인 우리 직원이 효소를 권했지만 오로지 병원만을 신뢰하는 그녀는 효소는 물론 모든 건강보조식품을 믿지 않았다.

간혹 매스컴에 나와 비타민의 효능에 대해서도 부정적으로 말하는 의사들이 있다. 효과가 입증되지 않았다는 것이다. 심지어는 건강보조식품을 먹으면 간이 망가진다고 말하는 사람들도 있다.

어떤 물질의 효과를 입증하는 임상 증명의 권력을 가진 기관들은 대개 대형 제약회사들과 연관되어 있다. 이들은 비타민이나 효소 등의 천연물질이 어떤 효능을 갖고 있는지 절대로 임상실험하지 않는다. 천연물질로는 특허를 획득할 수 없기 때문이다.

화학적 합성물로 특허를 받아서 만들어진 의약품들은 엄청난 부가가치가 붙어 소비자에게 판매된다. 천연물에 대해서는 아예 실험도 안하면서 '약효가 입증되지 않았다'고 주장하는 이유를 알 만하지 않은가.

이런 내막을 모르는 그 친구는 한동안 병원만 다니다가 무슨 이유에서인지 피부에 트러블이 잦아지면서 피부과 약이 독하다는 소리에 효소를 먹게 되었다. 그렇게 어렵사리 효소를 먹게 된 그녀는 이제 가족과 친정 부모님 몫까지 한 달에 거의 대여섯 통을 구매하는 효소 애호가가 되었다고 한다. 효소를 먹고부터 역류성 식도염이 말끔하게 사라졌을 뿐만 아니라 피부 트러블도 잠잠해졌고 잠도 잘 자게 되어 생활이 달라졌다는 것이다.

수면은 생체 리듬을 유지시키는 역할을 한다. 잠은 절대적으로 부족하면 죽음에 이를 만큼 중요한 역할을 하는데 그중의 하나가 바로 몸의 대사를 위한 것이다.

인간의 몸은 자는 동안에 모든 장기와 골격 등을 점검해서 이상이 있으면 수리하고 보수한다. 또한 불필요한 것이나 오래된 것을 버리고 새로운 것으로 교체한다. 이것을 우리는 신진대사라고 부른다.

잠에서 깨어나 활동하는 시간에는 이런 활동이 순조롭게 진행되지 않는다. 인간의 몸은 필연적으로 생각의 영향을 받게 되는데 건강을 방해하는 온갖 부정적인 생각들이 자연스러운 몸의 활동을 제어하고 있기 때문이다.

또한 수면 중에는 대사활동을 뒷받침해 주는 중대한 일이 함께 이루어지는데 바로 효소가 대량 생산되는 것이다. 우리 몸은 잠자는 동안 다음 날의 소화와 대사에 대비해서 하루 분량의 체내 효소를 열심히 충전한다.

신진대사는 주로 오후 8시부터 오전 4시 사이에 이루어진다. 그래서 이 시간을 '대사의 시간'이라고 부른다. 이 때 우리 몸은 각 기관을 점검하고 고장난 것을 수리하거나 교체하는 정화작업을 한다.

충분하게 잠을 잘자고 나면 온 몸이 개운하고 상쾌하며 하루가 즐거운 반면, 잠을 설치거나 못자면 하루 종일 온 몸이 나른하고 힘든 것은 바로 효소가 충분하게 생산되지 못했기 때문이다.

면역에서 핵심적인 역할을 담당하고 있는 림프구도 취침 중에 만들어지는데, 잠이 부족하면 림프구의 부족으로 면역력이 떨어진다. 자율 신경에도 악영향을 끼쳐 두통과 어깨결림, 현기증, 가슴 두근거림, 설사 등의 증상이 일어난다.

여기서 그치지 않고 수면 부족 상태가 계속되면 심장병과 뇌질환, 당뇨병 등의 발병 위험이 높아진다. 수면 부족이 우리에게 미치는 부정적인 영향은 일일이 열거할 수 없을 정도로 많다. 숙면이야말로 최고의 보약이라는 것을 기억해야 할 것이다.

인체의 대사작용과 그에 필요한 효소의 생산에 있어 절대적으로 필요한 수면 시간은 매일 약 7~8시간 정도로 알려져 있다. 물론 개인차는 있다. 중요한 것은 같은 7시간이라도 밤 11시부터 아침 6시까지 자는 것과 새벽 4시부터 오전 11시까지 자는 것은 질적으로 다르다는 점이다.

많은 사람들이 건강을 유지하기 위해 좋은 음식을 섭취하려 노력하고 있지만 잠의 중요성에 대해서는 크게 염두에 두고 있지 않은 것 같다. 어떤 의미에서는 음식보다 더 중요한 것이 현대인들에게는 숙면이 아닐까 싶다.

밤샘작업을 많이 하는 직업의 사람들은 낮에 일하고 밤에 자는 사람들에 비해 효소 부족으로 인한 만성피로가 오기 쉽다. 젊을 때는 괜찮지만 점차 나이가 들면 질병에도 취약한 상태가 될 수밖에 없다. 밤에 양질의 수면의 취하는 것이 최선이지만 여건상 어려운 사람들은 외부에서라도 공급해서 체내 효소의 부족을 보충해야 한다.

암과 효소

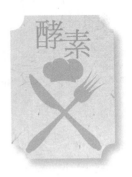

고령으로 자연사하는 경우, 대부분은 사망 원인을 신체의 노화 때문이라고 생각한다. 그러나 TV에 출연한 한 의사는 고령에 자연사한 노인의 경우에도 어떤 사정에 의해 부검을 하게 되면 거의 예외 없이 암세포가 발견된다고 밝힌 바 있다. 일명 노환이라는 것이 검사를 하지 않았을 뿐이지 결국은 암이라는 이야기다.

이 말이 맞지 않더라도 통계상 인간을 사망으로 이끄는 가장 큰 원인으로 암이 지목되고 있다. 지금까지 밝혀진 암의 종류만도 매우 다양하며 최근에는 생존율이 많이 개선됐지만 여러 가지 면에서 인간을 가장 많이 괴롭히고 있는 질병인 것이다.

암은 비정상으로 증식하는 종양 덩어리로 알려져 있다. 종양에는 양성종양(benign tumor)과 악성종양(malignant tumor)이 있는데 양성종양은 비교적 성장 속도가 느리고 잘 전이되지 않는 것을 말한다. 이에 비해 악성종양은 주위 조직에 침윤하면서 빠르게 성장하고 신체 각 부위에 빠르게 확산되어 생명까지 위협한다. 우리가 암이라고 부르는 것은 이 악성종양을 말하는 것이다.

신체를 구성하는 가장 작은 단위인 세포(cell)는 자체의 조절 기능에 의해 분열 및 성장하고, 수명이 다하거나 손상되면 스스로 죽어 없어짐으로써 전체적인 수의 균형을 유지한다. 그러나 세포의 조절 기능에 문제가 생기면 사멸해야 할 비정상 세포들이 과다 증식하게 되며, 주위 조직에까지 파고들어 덩어리를 형성하고 기존의 구조를 파괴시키는데 이것이 바로 암인 것이다.

수많은 사람들을 고통으로 이끌고 있는 암, 이 또한 효소와 깊은 연관이 있다고 하면 많은 사람들이 놀랄 것이다.

결론부터 말하면 효소가 충분하게 생산되어 왕성하게 활동하고 있는 사람들은 암에 잘 걸리지 않는다. 효소가 건강한 세포들을 많이 만들게 되면 비정상 세포들이 증식하지 못하는 환경이 만들어지기 때문이다.

암 환자가 아닌 정상적인 사람들도 매일 5천~1만 개 정도의 암세포가 만들어진다고 한다. 그러나 건강한 사람들은 백혈구가 이 암세포들은 파괴하기 때문에 종괴를 이루어 암으로 발전하지 못한다.

반면 면역력이 떨어져 백혈구가 제대로 기능하지 못하는 사람들은 그날 그날 생기는 암세포가 쌓여 몇 년 후에 초기암으로 발견되는 것이다.

결국 건강한 사람은 암에 걸리지 않는다는 것이니 효소를 통해 몸이 건강해지면 자연히 암을 비롯한 각종 질병으로부터 멀어지게 된다. 효소를 통해 음식이 에너지원이 되어 활동력이 높아지면 신진대사가 원활해져 비정상세포가 존속하기 어려워진다.

또한 효소가 많이 들어있는 식품을 먹으면 혈액의 점도가 낮아지는 효과가 있다. 혈액의 끈적거림이 줄어들면 모세혈관의 혈액 흐름이 좋아지면서 신체 곳곳에 신선한 산소를 잘 공급하게 된다.

심혈관계 속을 순환하는 혈액은 생명을 유지하는 데 매우 중요하다. 혈액의 주된 역할은 효소와 영양소를 운반하고 pH와 호르몬, 체온 등을 일정하게 유지하며 병원체나 이물질 등으로부터 몸을 지키는 것이다.

심장에서 뿜어져 나온 혈액은 전체 길이가 무려 지구 두 바퀴 반에 해당하는 10만km의 혈관 속을 흐른다. 이 엄청난 거리를 이동하면서 세포에 산소를 공급하고 아미노산과 포도당, 지방산, 비타민, 미네랄, 효소 등을 운반한다.

그래서 혈액이 많이 필요한 장기일수록 순환이 잘되지 않으면 더 큰 타격을 받게 된다. 난소낭종이나 자궁근종, 신장병, 안질환, 하지정맥류, 뇌경색 등이 모두 미세순환 불량으로 인해 발생한다. 치질이나 손발의 냉증도 마찬가지다.

암 또한 미세순환 불량으로 인한 질병 중의 하나다. 조직이 기아 상태에 빠지거나 산소가 부족해지면 활성산소가 출현하며, 그 활성산소가 세포핵 속의 DNA를 손상시켜 돌연변이를 일으키고 세포의 악성화로 발전한다.

호흡 효소인 시토크롬을 발견해 노벨 생리의학상을 받은 독일의 바르부르크 박사도 "암은 우선 산소가 없는 곳에서 생긴다."는 말을 했다. 혈관 속에 뭉쳐 있는 적혈구를 본래의 상태로 해체시키는 역할을 하는 것이 대사효소와 식이효소다. 결국 미세순환이 잘 되게 하기 위해서는 효소가 충분해야 하는 것이다.

인간의 몸은 나이가 들수록 소화흡수력이 약해지고 면역력도 떨어져 병에 걸리기 쉬운 상태가 된다. 더구나 40대가 넘어가면 몸속 효소는 엄청나게 줄어들어 각종 병적 증상을 호소하게 된다. 음식을 통해 효소를 다량으로 섭취하기 어렵다면 곡물발효효소를 먹음으로써 건강을 지킬 수 있다고 확신한다.

효소의 3대 효과

　오래 전부터 고령의 노인이 몸져 누우면 가장 먼저 물은 것이 밥을 잘 드시는지 여부였다. 식사를 잘하신다면 크게 걱정하지 않았지만 만일 음식을 못 드시면 곧 돌아가실 것으로 여겼다. 음식물을 분해해서 영양소로 만들어 내는 효소의 역할이 얼마나 중요한지 알수 있는 대목이다.

　효소가 몸에 들어왔을 때, 복용하는 사람에 따라 느끼는 반응은 제각각이다. 사람마다 체질도 다르고 그동안의 식사나 습관 등이 모두 다르기 때문이다. 그럼에도 효소를 복용했을 때 누구든지 세 가지의 기본 효과는 비슷하게 나타난다.

　그 첫 번째가 앞서 말한 소화력에 관한 것이다. 대부분의 사람들이 자신은 소화에 문제가 없다고 느끼는 경우가 많은데 윗배가 나왔다면 일단 소화가 잘되는지 의심해 볼 필요가 있다. 윗배가 나온 것은 살찐 것이 아니라 소화되지 못한 음식물이 위장에 오랫동안 머물고 있는 상태일 수 있다.

효소를 먹은 사람들이 말하는 대표적인 개선사례가 바로 소화가 잘 된다는 것인데 어떤 의미에서는 소화제보다 더 낫다고 자신있게 말한다. 체험자 중에 교통사고로 오랫동안 병원에 입원한 분이 있었다. 항생제를 많이 복용한 탓에 소화장애가 생겨서 소화제를 비롯한 각종 약을 복용했으나 개선되지 않았다. 그러던 어느 날 신문에서 '소화시키는 데는 효소가 필수'라는 기사를 보고, 효소를 먹기 시작했는데 그 뒤부터 소화로 인해 고생하는 일이 없어졌다고 한다.

10대 청소년들이 돌멩이도 소화시킬 수 있다고 말하는 것은 몸에 효소가 충분하기 때문이다. 대부분의 젊은 사람들은 몸 안에 효소가 많아서 소화에 어려움을 느끼지 않는다. 그러나 나이가 들고 효소가 부족해지면 소화력이 급격하게 떨어져 신진대사까지 어려워지는 것이다.

두 번째로 변비가 있는 사람이 효소를 먹으면 화장실에서 시원하게 웃으며 나올 수 있다. 효소는 대장에 잔류한 찌꺼기들을 분해시켜 밖으로 배출시키는 효과가 뛰어나기 때문이다.

사실 몸 안에 효소가 충분하면 애초에 변비로 고생할 일이 없다.

많은 사람들이 변비가 생기면 먼저 식이섬유를 찾는다. 나이가 젊은 사람들은 식이섬유로 어느 정도 변비가 해소되기도 한다. 그러나 나이 든 사람들 가운데는 아무리 식이섬유를 먹으며 운동을 해도 변비가 해소되지 않는 경우가 많다. 문제는 식이섬유가 아니라 효소인 것이다.

체험사례자 중에 변비로 심하게 고생하던 60대 여성이 있었다. 이미 40대 초반부터 변비에 시달렸던 그녀는 거의 채소 위주의 식단에 차전차피, 다시마 등 각종 식이섬유 제품을 섭취했으나 거의 효과가 없었다. 열심히 물을 마셔도 일주일 가까이 화장실에 가지 못한 적도 빈번했다고 한다.

그러던 중 효소에 대한 이야기를 듣고 혹시나 하는 마음에 복용하게 된 그녀는 이삼일이 지났을 무렵부터 어느 순간 화장실에 가는 것이 하루 중에 가장 기쁜 일과가 되었다고 말한다.

변비로 시달리던 사람이 쾌변했을 때의 후련함은 아마 겪어 본 사람만 알 거라면서 그녀는 식탁에 놓인 효소를 보며 "고맙다"고 인사까지 했다고 한다. 기초적인 대사 자체가 되지 않고 있는 상태에서는 식이섬유뿐만 아니라 아무리 대단한 것을 먹어도 소용이 없는 것이다.

심각한 질병에 걸린 사람들 가운데에는 일명 '효소요법'을 하는 사람들이 있다. 그러나 집중적인 효소요법이 아니더라도 식사 전후에 효소를 챙겨 먹은 사람들은 여러 가지 증상이 눈에 띌 정도로 개선되었다고 말하는데 그중에 가장 흔한 것이 바로 변비가 해결되는 것이다.

처음에 효소를 먹으면 방귀가 많이 나오는데, 이는 장을 청소하는 효과 때문에 나타난다. 처음에는 냄새가 고약한 방귀가 나오지만 효소를 계속 먹으면 냄새가 점차 사라지고 횟수도 줄어든다고 체험자들은 말한다.

세 번째로 효소의 가장 놀라운 효과는 살이 빠진다는 것이다. 식사를 줄이거나 운동을 열심히 하는 등의 변화 없이 기존의 생활 방식을 유지하는데도 불구하고 단지 효소를 먹은 것만으로 다이어트 효과가 있는 것이다. 물론 그 효과는 건강의 회복과 함께 서서히 나타난다.

과체중인 사람이 식사를 줄이지 않고 평소대로 생활하면서 식사 전후로 일주일 동안 효소를 섭취했을 때는 체중에 변화가 없었다. 그러나 효소를 먹은 지 한 달이 지나자 옷의 사이즈가 한 치수가량 줄고, 피로감도 현저하게 줄었다고 한다.

효소는 지방을 연소시키기 때문에 식사량을 유지하더라도 충분한 양의 효소를 섭취하면 살이 찌지 않는다. 흔히 나이 들면 나잇살이 찐다고 하는데 이 또한 효소 부족 증상의 하나다. 효소 부족으로 인해 음식물이 제대로 소화되지 않으면 장 속에서 부패되어 노폐물로 쌓이기 때문에 비만이 체질화되는 것이다.

소화가 잘 되고 변비가 사라지며 다이어트 효과가 있다는 것이 효소를 복용한 사람들이 말하는 세 가지 공통적인 효과다. 특히 곡물발효효소는 우리가 늘 섭취하는 곡물을 원재료로 해서 만들어지므로 불분명한 건강보조식품이나 약품에 비해 특별한 부작용 없이 안심하고 먹을 수 있다는 것이 가장 큰 장점일 것이다.

실상 효소의 세 가지 효과는 신체가 정상으로 돌아오는 과정에서 누구에게나 외형적으로 드러나는 뚜렷한 표식으로서 그 것 이외에도 사람에 따라 수많은 효능을 보여 준다.

가령 정상인 사람들은 모르지만 아토피가 있는 사람들은 증세가 많이 호전되었다고 말한다. 수년 넘게 각종 연고를 바르고 약을 먹어도 거의 효과가 없었던 아이에게 한 달간 효소를 먹였더니 놀랍게도 아토피 증상이 눈에 띄게 완화되었다는 것이다.

어떻게 해서 효소가 피부에까지 영향을 미치는 것일까? 아토피는 피부병이라기 보다는 내장의 병이라고 할 수 있다. 몸 안에 축적된 독소가 몸 박으로 드러난 것이 바로 아토피 증상인 것이다. 효소를 꾸준히 먹으면 체내의 독소가 제거되기 때문에 아토피 증상은 자연스럽게 사라진다.

한편 당뇨환자들은 혈당조절 효과를 보았다고 입을 모은다. 혈당 수치가 높은 당뇨병 환자의 경우에는 효소를 먹으면서 혈당이 정상치로 근접한 반면 저혈당인 사람은 효소를 먹으면서 수치가 올라갔다는 것이다.

혈당 수치가 높아도 문제지만 낮은 것도 위험하다. 효소가 높은 혈당은 낮추고 낮은 혈당은 올려서 정상치로 조절하는 역할을 해준 것이다. 당뇨병 환자에게는 효소가 선택이 아닌 필수품이라고 감히 말하고 싶다.

효소를 먹으면 술에 잘 취하지 않는다는 특징도 있다. 생활의 즐거움을 위해 가끔 술을 먹는 사람들은 상관없지만 사업상 거의 매일 술을 마셔야 하는 사람들은 건강에 치명적이다.

술자리 접대가 많아 30대 후반의 나이에 이미 몸 상태가 많이 나빠졌다는 직장인이 있었다. 술 먹기 전이나 후에 숙취해소제 등을 챙겨 먹어도 효과가 별로 없었다고 한다. 그러던 중 효소가 술독 제거에 좋다는 이야기를 듣고는 술을 먹기 전과 후에 효소를 먹었는데 술도 금방 깨고 컨디션이 회복되는 시간이 짧아졌다고 기뻐했다.

효소는 체내의 독소를 제거하는 역할을 한다. 간이 해야 할 일을 대신 해주기 때문에 간의 무리를 막아 숙취를 덜 느끼는 것이다. 취하기 위해서 술을 마시는 사람들에게는 어떨지 몰라도 술 때문에 건강을 지키기 힘든 이들에게는 복음과도 같은 이야기다.

한 효소 체험자가 했던 말이 기억난다.

"아침에 일어나는 게 죽을 만큼 힘들었는데 효소를 먹은 다음부터 신기하게도 일어날 시간이 되면 눈이 떠집니다. 아침에 가볍게 일어날 수 있게 되어 얼마나 기쁜지 모릅니다. 정말 오랫동안 힘들었거든요. 아침뿐만 아니라 평소에도 정말이지 쌀 한 가마니를 메고 다니는 것만 같았습니다. 그리고 평소에 방귀가 잦고 냄새도 심해서 곤란한 적이 많았는데 효소를 먹기 시작한 뒤부터 깜짝 놀랄 정도로 변이 잘 나오더니 이제는 방귀도 거의 나오지 않습니다. 효소의 위력을 직접 실감한 터라 고등학생인 아들한테도 먹게 하고 있는데 아들에게도 놀라운 일이 벌어졌답니다. 멍게처럼 튀어나왔던 여드름이 쏙 들어갔거든요. 효소, 우리 가까이에 늘 있었는데 이 소중한 보물을 왜 이제야 발견한 것일까요?"

효소와 건강의
함수관계

우리 몸속에 있는 효소는 크게 소화효소와 대사효소로 나뉜다. 하는 일은 다르지만 두 효소의 뿌리는 같다. 처음에는 잠재효소의 상태로 있다가 필요에 따라 음식물이 들어오면 소화효소로 만들어지고, 신진대사에 필요하면 대사효소로 만들어지는 것이다.

외부로부터 얻을 수 있는 효소도 있다. 우리가 섭취하는 음식물에 들어있는 식이효소로서 체외효소라고도 부른다. 식이효소는 주로 음식물을 소화시키는 일에 사용된다.

인체는 섭취한 음식을 소화시키기 위해서 필요한 효소를 선택하고 적당한 양을 분비하게 되는데 효소 하나가 1분 동안 일으키는 화학반응 횟수가 많게는 4억 회에 이른다고 한다. 각 세포마다 다양한 대사활동을 하는 효소가 수천 종류가 넘는 것이다.

인체는 보통 20세를 전후로 가정 왕성한 활동을 보이다가 40세를 넘기면서 본격적으로 노화가 진행되는 것으로 보고되고 있다. 음식을 잘 조절하고 적절하게 운동함으로써 어느 정도 신체 나이를 늦출 수는 있지만 인간의 효소 제조능력은 아쉽게도 나이가 들면서 급격하게 떨어진다.

몸속에서 만들어진 효소는 어느 정도 활동하다가 소멸한다. 효소의 종류에 따라 몇 시간에서 몇십 일까지 활동하는데 수명이 다하면 배설되거나 분해돼 단백질로 다시 흡수된다.

과학자들의 연구결과에 따르면 일평생 인체가 생산할 수 있는 효소의 양은 한정되어 있다고 한다. 물론 효소 생산 능력은 개인마다 다르다. 평생 만들어 낼 수 있는 효소의 양이 충분해서 나이 들어서까지 건강하게 살아가는 사람이 있는가 하면 젊은 나이부터 효소가 부족해서 소화불량을 호소하는 사람도 있다.

효소총량의 법칙이라고 해야 할까? 한 인간이 태어나 일생 동안 만들어 내는 체내 효소의 총량은 정해서 있는 것이다. 결국 몸속 효소가 고갈되면 생명을 유지할 수 없으므로 효소는 인간의 수명과 직접적인 함수관계를 갖게 된다.

효소의 힘도 젊은이와 노인이 현격한 차이를 보이는데 독일의 에카르트 박사 연구팀이 1,200명의 소변을 채취해서 분석한 결과 소

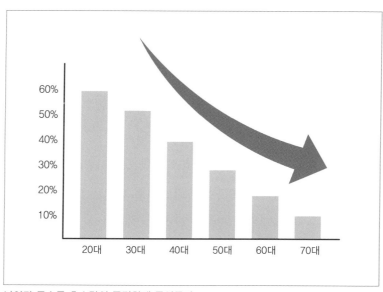

나이가 들수록 효소량이 급격하게 줄어든다.

변에 들어 있는 소화효소 아밀라아제의 활성도가 노인이 젊은이에 비해 절반 수준이었다는 보고가 있었다. 또 미국 시카고 마이켈리스 병원에서 연구한 바에 따르면 20대 청년의 침 속에 들어 있는 효소 보유량이 70대 노인의 70배인 것으로 나타났다.

인체에서 효소가 서서히 감소하는 것을 보여주는 확실한 증거가 있다. 나이가 들면서 점점 하얗게 변하는 백발이다. 결혼식장에서 주례자들이 보통 검은 머리가 파뿌리가 되도록 백년해로 하라고 덕담을 하는데 흰머리가 바로 효소 부족의 결과인 것이다.

이처럼 나이가 들수록 체내 효소량이 급격히 떨어져 중년에 들어서면 효소 부족으로 갖가지 이상 신호가 온다. 나이가 들수록 소화가 안 되고 배설물 배출도 안 되며 모든 기능이 떨어지는 것이다.

세계 최초로 대장 내시경을 만든 일본의 신야 히로미 박사는 "효소가 들어 있는 음식을 많이 먹은 사람은 그렇지 않은 사람보다 각종 질환에 걸릴 확률이 훨씬 낮다"고 말한다.

그렇다면 평균적으로 타고나는 효소의 양으로 사람은 몇 년 동안이나 살 수 있을까? 효소연구가들에 의하면 대체로 150년 정도 살 수 있을 양을 만들어낼 수 있다고 한다. 이 것을 엄청나게 낭비함으로써 효소의 파산 즉, 죽음을 빠르게 맞이하는 것이다.

그렇다면 어떤 경우에 효소가 낭비되는 것일까? 사실 우리가 매우 좋아하고 즐기는 생활습관들 대부분이 효소를 엄청나게 낭비하게 만드는 것들이다. 피자, 햄버거, 라면 등과 같은 인스턴트 식품은 소화에 엄청나게 많은 효소가 소모된다. 밤 늦게 야식을 먹으면 소화시키기가 어려운데 이 말은 곧 효소가 많이 필요하다는 뜻이다.

과도한 음주와 흡연 그리고 환경오염과 스트레스도 효소를 빨리 소모하게 만드는 주범들이다. 따라서 효소가 많이 소모되는 생활습관을 고치고 부족한 효소를 외부에서 적절히 보충해야 한다.

요즘은 '인생은 80부터'라는 말이 자연스럽고, '9988234'의 뜻을 모르는 사람이 없을 정도다. 99세까지 88하게 살다가 2~3일 앓고 4망(死亡)하자는 뜻으로 100세 장수의 시대가 다가왔음을 시사하고 있다. 그러나 오래 사는 것만이 능사는 아니다. 건강하지 못한 상태로 오래 사는 것은 축복이 아닌 고통일 뿐이다. 몸과 마음이 건강한 삶을 누리기 위해서는 효소만큼 손쉽고 효율적인 것이 없는 것 같다.

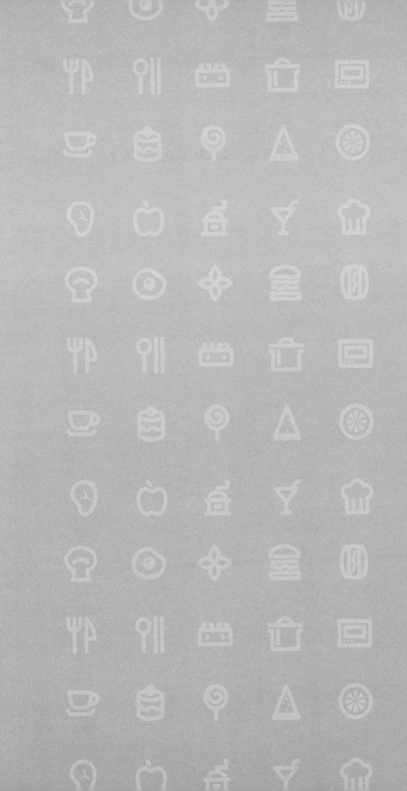

효소를 알면
건강이 보인다

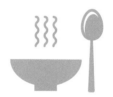

ENZYME

건강의 바로미터
변 선생

조선시대 궁궐 안에는 특별한 일을 수행하는 기구가 있었다. 왕의 변을 관찰해 건강 상태를 체크하는 전의감이라는 곳이다. 일상에서 가장 쉽고 간편하게 건강을 체크할 수 있는 좋은 방법이 바로 자신이 배출한 변을 잘 살피는 것이다. 변은 거짓말을 하지 않고 내 몸의 상태를 정확하게 전달해 준다.

건강한 변의 상태는 어떤 것일까? 아래 네 개의 문항을 보고 체크해 보자.

□ 하루에 한 번씩 변을 보고 있는가?
□ 한 번 변을 볼 때마다 바나나 두 개 분량의 변이 나오는가?

☐ 변을 본 뒤의 느낌은 상쾌한가?

☐ 변의 색깔은 바나나색 즉 황금빛을 띠고 있는가?

만일 네 가지 모두 해당한다면 당신의 건강은 아주 양호한 상태라고 말할 수 있다. 물론 식사량 등에 따라 양의 차이는 있을 수 있지만 규칙적으로 잘 배변하고 있다면 이런 사람이 질병에 걸릴 확률은 대단히 적다.

반면 한번 화장실에 들어가면 나올 줄 모르고, 배변에 성공할 때보다 실패할 때가 더 많으며 변을 봐도 시원하지 않은 사람은 일단 신진대사가 원활하지 않은 상태라고 봐야 한다. 배변량이 많지 않고 색깔이 좋지 않은 경우도 마찬가지다.

대체로 배변이 원활하지 못한 사람은 머리가 상쾌하지 않고 무거우며 혈압에도 장애가 있을 수 있다. 뿐만 아니라 견비통이나 좌골신경통 등의 증상도 동반하고 있을 확률이 높다.

대장이 고장나면 온몸이 고장난다. 음식을 먹으면 인체는 영양분을 흡수하고 나머지는 소변과 대변으로 배출시킨다. 그런데 소화 과정이 제대로 이루어지지 않으면 먹은 음식물은 어떻게 될까?

인체의 온도는 36도 정도 되는데 이런 온도라면 한여름의 날씨와 비슷하다. 무더운 여름에 며칠씩 음식을 놔두었을 때 어떤 상태가 되는지를 생각하면 답이 나올 것이다. 바로 우리 뱃속에서 그와 같은 일이 벌어지는 것이다.

요즘은 유통기한이 조금만 지나도 건강에 나쁘다면서 즉시 쓰레기통에 버리는 사람들이 많다. 그러나 아무리 신선한 음식을 먹어도 몸에서 소화시키지 못하면 썩은 음식을 먹은 것과 비슷한 상황이 되는 것이다.

장에 부패한 음식물이 남게 되면 암모니아, 히스타민, 인돌, 페놀 등 악취를 풍기는 부패성 대사산물들이 발생하는데 이것들은 모두 맹독성이며 당뇨와 뇌혈관질환, 심장질환, 암 등 각종 대사성질병을 발생시키는 주범으로 알려져 있다.

입으로 들어온 음식이 밖으로 원활하게 빠져나가지 못하고 장내에 계속 쌓이면 독소가 발생해 혈액을 타고 인체 곳곳으로 퍼지기 시작한다. 그러다가 신체의 가장 약한 곳에서 질병을 발생시키는 것이다.

변비가 심한 사람이 두통을 호소하거나 머리가 개운하지 않다고 하는 것은 바로 장에서 발생한 유독가스가 혈액을 타고 뇌까지 들어가 뇌 기능을 교란시키기 때문이다. 또한 얼굴에 생긴 염증이 변비 때문이라는 것은 젊은 여성들 사이에서는 이미 상식이다.

이처럼 소화가 제대로 안 된다는 것이 우리 건강에 얼마나 치명적인 일인지 아직도 많은 사람들이 잘 모르는 것 같다. 아마 어떤 사람이 음식을 제대로 먹을 수 없는 지경에 이르러 있다고 하면 누구라도 큰 병에 걸렸다고 생각할 것이다. 그런데 찌꺼기가 제대로 배출되지 않는 것은 대수롭지 않게 생각한다.

　TV에 보면 간혹 제대로 치우지를 못해 온갖 오물과 쓰레기로 뒤덮인 집이 나온다. 오물이 스며들어 벽지가 얼룩지고 방구석에는 벌레가 들끓으며 지독한 악취가 발생한다. 평소에 방귀나 변 냄새가 지독한 사람들의 몸속에서도 그러한 일이 일어나고 있다. 변비는 결코 간단한 문제가 아니다.

과학적인 발효메주

왜 발효효소가 좋을까? 콩을 예로 들어 보겠다. 요리에 많이 사용되고 밥에도 섞어 먹는 콩은 단백질이 많아 우리 몸에 매우 좋은 식물이다. 그런데 이 콩은 단단한 편이어서 그대로 먹으면 소화도 잘 안될 뿐더러 설사를 하기 쉽다.

여름에 콩을 그대로 갈아 국수와 말아 먹는 냉콩국수를 먹으면 설사를 하는 사람들이 많다. 그래서 콩국수를 먹고 싶어도 못먹는 다고 하소연한다. 특히 한국인들은 콩단백질 분해 능력이 약한 편이어서 이런 현상이 더욱 많이 나타난다. 그런데 이 콩을 발효시켜서 효소로 만들어 먹으면 어떻게 될까?

생콩에 종균을 투입시키면 이 미생물이 콩을 다 먹어치우게 된다.

그 과정에서 콩이 가진 영양소를 분해시켜 소화가 잘되는 형태로 만들어 준다. 콩과 미생물이 결합해 우리 몸에 흡수되기 가장 좋은 상태가 되었을 때 이를 건조시켜 분말 등 다양한 형태로 만든 것이 바로 효소다.

이미 한번 소화과정을 거쳤기 때문에 효소는 인체에 들어가 소화가 잘될 뿐만 아니라 다른 음식물의 소화를 돕는 역할을 한다. 본래의 콩 자체가 가지고 있는 고유한 영양소도 갖고 있음은 물론이다. 따라서 콩을 그냥 먹는 것보다 발효시켜서 먹으면 우리 몸에 매우 유익한 것이다.

콩을 삶아서 발효 과정을 거쳐 만드는 메주는 우리나라 사람들의 주된 반찬의 기본이 되는 고추장과 된장, 간장을 만드는 원료가 된다. 메주를 보면 우리 조상들이 얼마나 과학적으로 건강하게 콩을 발효시켰는지 그 지혜로움에 놀라게 된다.

장(醬)이라는 개념은 중국에서 온 것으로 좁은 뜻으로는 액체 상태인 간장을 뜻한다. 넓게는 된장, 고추장, 청국장, 즙장, 막장, 담북장, 춘장까지도 포함한다. 이 모두를 통틀어 장류라고 하는 것이다.

삼국지에 보면 고구려 사람이 발효식품을 잘 만든다는 이야기가 나온다. 너무 오래 전의 일이라 구체적으로 어떤 음식을 만들었는지는 알 수 없지만 우리 조상들이 최소한 삼국시대부터, 어쩌면 그보다 훨씬 이전부터 발효음식을 만들어 먹었음을 알 수 있다.

우리 선조들은 김장을 담근 뒤에 입동(立冬)을 전후해서 메주를 만들었다. 콩을 충분하게 잘 불린 뒤에 무쇠솥에 삶은 것을 절구에 찧어서 으깨어 잘 빚으면 메주를 만들 준비가 된 것이다.

보통은 둥글거나 네모난 모양으로 단단하게 빚은 뒤 따뜻한 방에 짚을 깔고 드문드문 포갠 다음 약 27도의 온도와 습도를 맞추어 숙성시킨다. 혹은 짚으로 한 개씩 엮어 매달아 놓기도 한다.

겨울을 나는 동안 메주는 곰팡이와 세균이 번식하면서 누르스름한 표면이 점차 갈색으로 변한다. 봄이 되면 잘 뜬 메주를 꺼내어 햇볕에 바짝 말리는데 아마 많은 이들이 시골집을 떠올리면서 짚으로 엮인 메주가 주렁주렁 매달려 있는 모습을 기억할 것이다. 시골집에 걸려 있던 이 메주가 바로 온 가족의 식생활과 건강을 책임지는 큰 보물이었던 것이다.

메주에는 매우 과학적인 비밀이 숨겨져 있다. 콩의 단백질 혹은 곡류의 전분의 경우, 메주를 띄우는 과정에서 미생물 번식이 일어난다. 이 때 단백질은 구수한 맛을 가지는 아미노산으로, 전분은 단맛을 갖는 엿의 성분으로 분해된다.

단백질과 전분을 분해시키는 미생물의 번식으로 메주에 아미노산과 저분자 당류가 축적되면 다시 이들을 이용해 다른 종류의 미생물이 번식하게 되면서 메주 고유의 맛과 향을 내게 되는 것이다.

메주는 겉과 속에 세균이 골고루 분포하게 되는데 비교적 수분 함량이 낮은 바깥쪽에는 곰팡이류인 아스퍼질러스속이 자라며, 촉촉한 내부에는 청국장에 많은 바실러스 서브틸리스가 주로 자리 잡게 된다.

바실러스 서브틸리스는 메주에 번식하는 매우 중요한 세균으로서 단백질과 전분을 분해시키는 강력한 효소를 분비한다. 우리나라의 간장이 일본의 간장보다 톡 쏘는 맛을 내는 이유가 바로 이 때문으로 밝혀지고 있다.

여기서 우리가 하나 짚고 넘어가야 할 것이 있다. 보통 발효가 오래되면 무조건 좋은 것으로 아는데 가장 균이 왕성해져서 몸에 큰

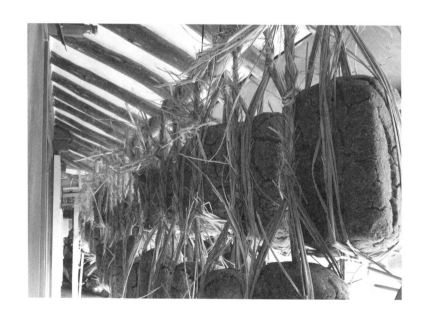

도움을 줄 수 있는 타이밍이 있게 마련이다. 이 때 발효를 멈추고 가공해서 섭취하는 것이 좋다. 많은 연구를 통해 이 타이밍을 알아내는 노력이 필요하다.

메주를 통해 단백질을 섭취했던 우리 조상들에게는 고혈압과 당뇨가 없었다. 탄수화물 또한 발효시켜 효소로 만들어 먹으면 건강에 유익하다는 것이 입증되고 있다.

세계적으로 유명한 장수마을에 가 보면 비슷한 공통점이 있다. 발효식품을 많이 먹는다는 것이다. 예부터 우리의 밥상에 올라 건강을 지켜 준 메주, 상온에서도 맛을 지키며 오랫동안 두고 먹을 수 있었던 과학적인 식재료라는 사실에 새삼 감탄하게 된다.

굶어야 산다

몸이 아프면 입맛이 떨어진다. 이럴 때 밥을 먹으면 모래알을 씹는 것 같다고 말하는 사람들이 많다. 그래도 사람들은 병을 이기기 위해서는 음식을 먹어야 한다면서 조금이라도 먹으려 노력한다. 특히 아이들이 아파서 밥을 먹지 않으면 부모는 애가 타서 억지로 먹이기도 한다.

질병으로 입맛이 없을 때 음식을 먹는 것과 먹지 않는 것 중에 어느 쪽이 도움이 될지 알아보기 위해서는 자연 상태에 있는 동물들을 살펴볼 필요가 있다. 생존을 위한 인간의 육체적 시스템은 동물과 크게 다르지 않기 때문이다.

야생 상태의 동물들은 몸이 아플 때 본능적으로 아무 것도 먹지 않다가 거의 회복될 무렵이 되어야 조금씩 음식을 먹기 시작한다. 영양분이 공급되어야 치료에 도움이 될 것 같은데 왜 이런 행동을 하는 것일까?

여기에는 인체의 입장에서 중요한 일과 시급한 일의 처리에 대한 매우 합리적인 이유가 있다. 가령 질병을 치료하는 일과 음식물을 소화시키는 일 중에 어느 것이 급하고 어느 것이 중요한지 생각해 보자.

밥 한 끼 안 먹는다고 큰일나는 것도 아니니 당연히 질병의 치료가 훨씬 중요하다고 할 것이다. 그런데 문제는 몸의 입장에서는 음식물의 소화가 더 시급하다는 것이다.

앞에서도 밝혔듯이 일단 몸 안에 들어온 음식물을 소화시키지 않으면 위와 장에 머무는 시간이 길어지고, 시간이 흐르면서 부패해 독극물로 변해버리기 때문이다.

결국 몸이 아플 때 식사하게 되면 병을 치료하는 데 써야 할 효소가 음식물 소화에 투여되기 때문에 질병 치료에 필요한 효소가 부족한 상태가 된다. 입맛이 없다는 것은 우리 몸에서 음식을 먹지 말라는 신호인 셈이다.

그렇다면 음식물을 소화시키는 데 얼마나 많은 에너지가 필요한 것일까? 한 영양학자는 하루 세 끼를 소화하는 데 필요한 에너지가 무려 마라톤 풀코스를 달리는 에너지와 맞먹는다고 말한다. 인간의 생명 활동 가운데 가장 많은 에너지를 사용하는 것이 바로 음식의 소화와 흡수인 것이다.

대수롭지 않게 생각했던 과식이 상상 이상으로 얼마나 몸에 해로운지 미루어 짐작할 수 있다. 남들보다 밥을 두 배쯤 먹는 사람은 필요한 효소도 두 배로 많을 뿐만 아니라 하루에 마라톤 두 번을 달리고 있는 것이다!

안그래도 나이 들어서 효소가 부족하고 기력도 떨어지는데 음식물의 소화에 이처럼 많은 에너지를 낭비한다면 건강한 삶과는 멀어질 수밖에 없다.

과식하면 혈액이 위와 장에 몰려 두뇌로 갈 혈액이 부족하게 되므로 식곤증을 느끼게 된다. 평소 식곤증이 심한 사람들은 효소 부족을 의심해 보아야 한다. 하루 세 끼 소화시키기에도 힘에 부칠 만큼 효소 부족이 만성화된 상태일 수 있다.

예로부터 우리 조상들이 아픈 환자들에게 미음을 쑤어서 먹였던 것은 참으로 현명한 방법이었음을 알 수 있다. 가능하면 소화에 부담을 주지 않음으로써 질병과 싸우느라 바쁜 효소를 아꼈던 것이다.

치명적인 질병에 걸렸을 때 단식을 통해 건강을 회복하는 사람들이 있는데 이 또한 소화효소를 사용하지 않음으로써 대사효소의 활동을 극대화하고 있는 것이다.

소식과 장수의 관계는 학문적으로도 이미 증명된 이론이다. 1935년 미국 코넬대학교 영양학자 클라이브 맥케이 박사는 실험용 쥐에게 칼로리를 65% 줄인 먹이를 주자 평균 수명이 두 배 가까이 늘어났다고 발표했다.

이어 1980년대 후반에는 '칼로리를 제한하면 수명이 길어진다.'는 사실이 생물학과 면역학, 의학, 영양학 등 여러 분야의 연구를 통해 확인되었다.

얼마 전, 간헐적 단식을 하는 사람들이 늘어나고 있다는 보도가 있었다. 저녁 7~8시경에 저녁식사를 마치고 다음날 점심 무렵까지 음식을 먹지 않으면 16~17시간은 소화기관을 쉬게 할 수 있다.

건강 유지나 질병의 치유를 목적으로 길게는 열흘 이상씩 단식을 하는 사람들도 있다. 단식의 가장 큰 장점은 체질이 개선된다는 것이다.

단식을 시작하면 우선 몸에 있던 숙변과 노폐물이 배출되는 것을 스스로 확인할 수 있다. 음식을 먹지 않고 물만 마시다 보면 숙변과 독소가 배출되면서 몸이 가뿐해진다.

음식을 먹지 않는 동안 몸의 장기들은 휴식을 취한다. 우리 몸은 소화와 배설에 80~90%의 에너지를 사용하고 있으므로 먹지 않으면 에너지를 사용할 일이 그만큼 줄어든다. 1년 365일 혹사당하고 있던 장기에게 휴가가 주어진 것과 같다고 할까?

단식의 유익한 점에 대해서 말할 때 자가융해(自家融解)라는 말을 쓰는데 이 단어는 조직의 역분화가 일어난다는 뜻이다. 외부에서 에너지원이 들어오지 않으면 몸 자체에 보존된 것을 소모하는데 가장 먼저 지방을 태우고 다음으로는 근육과 장기의 순으로 사용된다.

단식은 산성 체액을 약알칼리성으로 변화시키고 백혈구도 2~3배 증가시키며 살균력을 10배 증가시킨다는 연구결과도 있다. 체내 가스가 배출돼 질병의 치료에도 효과가 있으며 무엇보다 만병의 근원인 비만도 해소된다.

인체에 필요한 칼로리는 성별과 나이 그리고 무슨 일을 하느냐에 따라 다르지만 보통 하루에 1,250~1,700kcal 정도 섭취하는 것이 바람직하다고 한다. 배가 60%~70% 정도 찰 만큼만 먹는 것이 좋다는 것이다. 물론 칼로리는 줄이더라도 영양소는 골고루 섭취해야 한다.

현대인들을 자극하는 수많은 음식들의 유혹을 이겨낸다는 것은 쉬운 일이 아니다. TV에 나오는 음식 사진이나 요리하는 소리는 건강을 지키겠다는 온갖 결심을 무너지게 만들고 야식을 주문하게 만든다.

그러나 인스턴트 음식을 과식할 때마다, 그것도 잠자리에 들어야 할 늦은 시간에 먹으면 그 악영향은 실로 어마어마하다. 그 때마다 우리 몸의 효소가 엄청나게 고갈되고 있다는 사실을 기억해야 한다.

어떤 면에서는 열심히 운동하고 많이 먹는 것보다 운동을 덜 하더라도 조금 먹는 것이 나을 수 있다. 생활 속에서 소식(小食)을 실천해 보자.

노화를 막아주는
효소

    화장품 중에 효소를 원료로 사용하는 브랜드가 있다. 명품 화장품들 사이에서도 가격이 비싼 편이지만 꾸준하게 여성들의 사랑을 받고 있는데, 효소를 화장품의 원료로 사용하게 된 데에는 재미있는 사연이 숨어 있다.

    1970년대 일본의 화장품 연구원들이 피부에 좋은 원료를 찾던 중에 한 양조장을 방문하게 되었다. 그런데 그곳에서 일하는 주조사들의 나이가 꽤 많음에도 불구하고 유독 손이 부드럽고 탱탱한 것이 아닌가? 비밀은 바로 양조 시 나타나는 발효효소에 있었다.

    아름다움과 건강은 떼려야 뗄 수 없는 관계다. 일하는 과정에서 발효효소를 접하는 것만으로도 손이 젊은 사람들처럼 유지되었다는 것은 실제로 세포의 노화가 늦춰졌음을 의미한다. 하물며 효소를 직접 섭취했을 때 우리 몸에 얼마나 이로울지 짐작이 될 것이다.

노화(老化)는 인간이면 누구나 겪는 생체변화의 과정이다. 나이가 들면 모든 기능이 쇠퇴하게 되는데 보통 80세가 되면 고음역 청각은 생애 최대치의 30%, 심장이 안정적일 때의 1회 혈액박출량은 45%, 폐활량은 50~60% 저하되는 것으로 나타나고 있다.

나이가 들면 장기의 크기도 줄어든다. 80세가 되면 뇌의 경우 평균 7%의 중량 감소가 있다고 한다. 그러나 일부 효소활성이나 호르몬 분비 기능은 증가되기도 한다.

예로부터 지금까지 인류는 노화를 막기 위해 엄청난 노력을 해 왔다. 그 결과 인간의 수명은 과거에 비해 계속 늘어나고 있다. 노화의 원인을 분석하고 연구해 그 원인을 찾고 제거함으로써 기대수명을 높이고 있는 것이다. 불과 몇십 년 전까지만 해도 80세까지 살면 장수한다고 놀라워 했지만 지금은 80세 이후에도 건강하게 활동하는 이들이 점차 늘어나고 있다.

효소를 꾸준히 섭취해 온 사람들은 공통적으로 주변에서 동안이라는 말을 듣는다고 한다. 특히 50대가 넘어서면 여성의 경우 갱년기가 찾아오면서 노화가 급격하게 진행되는데 효소를 먹는 사람들은 갱년기 증상도 비교적 가볍게 겪으며 부부 간에도 금실을 유지하며 지낸다는 사람들이 많다.

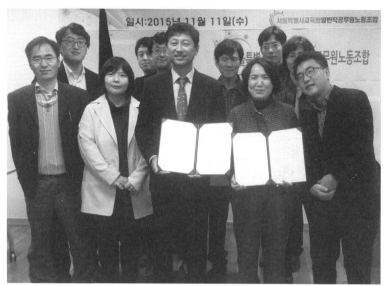

일시:2015년 11월 11일(수)

서울시 교육청과 조합협약식을 맺은 후에 기념사진을 찍다.

노화의 원인에 관해서는 '산화 스트레스설'과 '텔로미어설', '노화 유전자설'이 있다. 산화 스트레스설은 활성산소가 세포에 손상을 입혀서 노화가 일어난다는 주장이다. 이것은 정확한 사실로 알려져 있다.

텔로미어설은 비교적 최근에 밝혀졌는데 우리 몸의 세포분열이 영원히 계속되는 것이 아니라 약 50회 정도로 한계가 있다는 설이다. 텔로미어(telomere)는 DNA의 말단에 있는 특수한 구조로 된 부분으로, 가늘고 긴 염색체를 보호하기 위해 양쪽 끝을 뚜껑처럼 고정해 유전자를 안정화시킨다.

그런데 이 텔로미어는 세포분열을 할 때마다 점점 짧아져서 일정 길이가 되면 분열을 할 수 없게 된다. 여기까지가 그 세포의 수명이다. 그래서 텔로미어는 세포의 수명을 결정하는 '노화 시계'로 불린다.

세포가 한 번 분열한 뒤에 다시 새로운 세포로 분열하기까지의 주기는 2년이 조금 넘는다고 알려져 있다. 요컨대 세포 분열을 50회 반복하면 약 120년이 걸린다는 것이다. 텔로미어설에서는 이것을 인간의 한계 수명으로 생각한다.

노화 유전자설은 노화가 유전자에 프로그래밍되어 있다는 설이다. 장수에 관여하는 유전자는 크게 두 종류가 있는데, 하나는 노화를 촉진하는 유전자고 다른 하나는 수명을 늘리는 유전자다.

노화촉진유전자는 1993년에 캘리포니아 대학의 신시아 캐니언 박사가 발견했는데 이것을 억제하면 노화도 함께 억제된다고 한다. 한편 수명을 늘리는 유전자는 1991년에 레너드 궈렌테 박사가 발견한 유전자로, 흔히 장수유전자라고 불린다. 그런데 최근에 이 장수유전자가 공복 상태에서 활성화된다는 것이 밝혀져 화제가 되고 있다.

세포 산화와 텔로미어, 노화유전자 등 노화에 관련된 세 가지 모두 효소와 관계가 있다. '효소 수명설'에 의하면 일정량만 갖고 태어난 효소를 서서히 잃어가는 것이 노화이며 효소가 다 없어지는 순간 죽음이 찾아온다. 그러므로 효소의 낭비를 막는 것이 건강을 지키는 지름길인 것이다.

과식, 밤 문화의 발달로 인한 수면부족, 기타 나쁜 생활방식들이 모두 효소를 과다하게 소비시키는 원인이며 동시에 효소의 생산을 가로막는 원인이기도 하다.

질병에 걸려 있는 모든 사람들은 대사효소가 부족한 상태라는 것을 기억해야 한다. 효소가 부족해서 질병에 걸렸는지 아니면 질병에 걸려서 효소가 부족해졌는지는 알 수 없다. 만일 질병 때문에 효소가 부족해졌다면 질병이 효소 사용량을 급격하게 증가시킨다는 뜻일 것이다. 어쨌든 몸속 효소를 충분하게 유지하는 것이 장수의 지름길임을 잊지 말아야 할 것이다.

스트레스는
만병의 근원이다

과도한 업무에 시달리다가 건강에 적신호가 켜진 CEO 한 분이 계셨다. 이러다간 모든 것을 잃겠다 싶어 과감히 부사장에게 일을 맡기고 6개월 장기 휴가를 냈다. 주변에서 일만 하다가 과로로 쓰러진 사람들을 많이 봐 왔던 터라 자신도 그렇게 될 수 있다는 위기감에 결단을 내린 것이다.

쉬는 동안 그는 틈틈이 전국의 건강전문가를 찾아다니며 건강 비결을 연구했다. 온갖 종류의 다양한 건강 비법을 접한 그는 이 중에서 반드시 알아야 할 공통분모를 발견했다. 적지 않은 시간과 비용을 들여 만든 그의 '엑기스 건강법'을 소개하면 크게 네 가지로 요약된다.

첫째, 마음의 평안을 유지하며 기쁘고 즐겁게 살려고 노력해야 한다. 근심이 만병의 근원이다. 둘째로 평소 우리가 먹는 식사량의 딱 반만 먹는 것이 적당하다고 한다. 이 말을 듣고 소식을 시작한 그는 몸과 마음이 가벼워짐을 직접 체험했다고 말한다. 세 번째 건강 비법은 일찍 자고 일찍 일어나는 것이다. 이유는 너무나 간단하다. 인간의 생체리듬이 그렇게 맞춰져 있기 때문이다. 마지막으로 격한 운동보다는 걷기와 체조가 건강에 유익하다고 한다. 평상시에 자세를 바르게 해야 한다고도 덧붙였다.

건강 비결 치고는 너무 허무하고 단순하지만 중요한 것은 실천 여부다. 그런데 이 건강비결 가운데 다른 것은 비교적 쉽게 실천할 수 있어도 가장 중요한 첫 번째 비결, 마음을 다스리는 일만큼은 쉽지 않다. 외부의 사건이나 심한 충격 앞에 초연할 수 있는 사람은 드물기 때문이다.

스트레스는 인간이 적응하기 어려운 환경에 처할 때 느끼는 심리적이고 신체적인 긴장 상태를 말한다. 스트레스가 장기적으로 지속되면 심장병, 위궤양, 고혈압 등의 신체적 질환을 일으키기도 하고 불면증, 신경증, 우울증과 같은 심리적 부적응 상태를 유발하게 된다.

경험해 본 사람은 알겠지만 근심과 고통을 다스린다는 것은 실로 쉬운 일이 아니다. 이것이 건강과 직결된다는 것을 알아도 어쩔 수 없는 경우가 대부분이지만 그간의 과정을 통해 마음의 고통에서 벗어날 수 있는 길을 발견했다면 바로 감사하는 마음을 갖는 것이다.

고통에 겨운 사람이 감사의 마음을 갖기는 쉽지 않다. 그래서 먼저 나에게 주어진 상황을 고스란히 수용하는 마음이 필요하다. 어려움에 빠진 사람들이 가장 힘들어하는 이유는 바로 그 상황을 이해할 수 없다는 것이다. 열심히 살았는데 내가 왜 어려움을 겪어야 하는지, 혹은 좋은 마음으로 대했는데 왜 이런 결과가 온 것인지 한마디로 억울한 것이다.

그러나 잠시 그런 마음을 접고 내 곁에 있는 소중한 것들을 떠올리며 감사하는 마음을 가진다면 앞으로도 감사할 일들이 계속 일어날 것이다.

정신과 의사들은 스트레스 해소법으로 단순노동을 권하기도 한다. 크게 머리 쓰지 않아도 되는 일, 가령 청소나 빨래 등을 열심히 몰입해서 하다 보면 주변이 깨끗해져서 기분이 좋아지며 어느새 복잡한 생각도 정리된다고 한다.

바로 해결될 수 없는 일이라면 친구나 선배에게 이야기하면서 위로와 지지를 받는 것도 좋은 방법이다. 이도 저도 여의치 않으면 현재 처한 상황을 말로 녹음해 보거나 글로 적어보는 것도 좋은 방법이다. 스스로를 돌아보는 과정을 통해 미처 모르고 지나갔던 것을 알게 될 수도 있고 마음이 정리되는 효과도 누릴 수 있기 때문이다.

스트레스를 받게 되면 자율신경계의 교감부가 활성화되고, 응급 상황에 대처하고 반응하도록 신체의 자원들이 동원되는데 여기에도 효소가 필요하다. 스트레스가 클수록 효소의 소모량도 많아지는 것이다.

그러나 스트레스가 나쁜 것만은 아니다. 적당한 스트레스와 긴장감은 삶을 역동적으로 만들어 주는 활력소가 될 수도 있다. 그러므로 스트레스에 대해 너무 과민하게 생각하기보다 좋을 때가 있으면 나쁠 때도 있다는 마음가짐으로 편안하게 흘려보내면 어떨까 싶다.

연소되면 에너지,
불완전 연소되면 독소

옛날 이야기 하나 소개한다. 어느 부잣집 딸이 원인 모를 병에 걸려 비실비실 말라가고 있었다. 전국의 유명하다는 의사는 모두 불러 진맥을 시키고 온갖 희귀한 약재들도 구해왔지만 백약이 무효였다.

답답했던 아버지는 곳곳에 방(榜)을 붙여 "내 딸의 병을 고치는 사람이 있으면 재산의 반을 주겠다"고 했다. 그러나 팔도의 명의라는 사람들이 와도 여전히 딸의 증세는 나아지지 않았다.

이 방을 본 유람꾼 한 사람이 밥이나 한 끼 잘 얻어먹자는 심산으로 무작정 부잣집을 찾아갔다. 한의사 행세를 하면서 들어간 그는 집에 들어가자마자 한 상 잘 차려서 내오라고 했다. 부잣집답게 생전 먹어보지도 못한 맛있는 음식들이 나왔다.

처음에는 한끼 잘 먹고 적당히 도망가려 했는데 대우가 극진하니 며칠 더 묵을 욕심이 생겼다. 그래서 딸을 고치겠다고 나서서 우선 진맥하는 척 흉내를 냈다. 진맥 결과를 보아야 하니 약은 다음날 만들겠다고 했다.

하루를 벌어 다음날 아침까지 잘 얻어 먹은 그는 남긴 밥을 으깨어 둥근 환처럼 만들었다. 이것을 부잣집 딸에게 주면서 일주일을 먹으면 되니 기다려 보라고 말하고는 그동안 잘 얻어먹다가 마지막 날 도망을 쳐 버릴 심산이었다.

그런데 이게 웬일인가. 그 어떤 약도 소화하지 못하고 차도를 보이지 않던 딸이 이 환을 먹고 조금씩 기운을 차리는 것이었다. 그러자 이 돌팔이 유람꾼은 이상하게 여기면서도 밤마다 열심히 환을 만들어 먹였고 결국 병이 나았다고 한다. 약속대로 부잣집 주인은 이 유람꾼에게 재산을 나눠주고 후히 대접해서 보냈다는 이야기다.

여기서 말하는 이야기의 핵심은 돌팔이가 밥을 으깨어서 먹였다는 부분이다. 소화되기 쉬운 형태로 만들었기에 질병으로 소화력이 약해져 있던 딸이 잘 흡수시킬 수 있었던 게 아닐까?

휘발유나 경유를 완전히 연소시키지 못하면 연비가 나쁠 뿐만 아니라 자동차에서 매연이 나온다. 요즘도 가끔 연탄불을 사용하는 고기집이 있는데, 연탄이 완전히 타지 않았을 때에는 유독가스가 발생한다. 50~60년 전에 연탄가스 중독으로 사망한 사람들이 많았던 것은 이 때문이다.

사람의 몸도 마찬가지다. 몸 안에 들어간 영양분이 완전하게 연소되면 활력 넘치는 에너지로 변하지만 그렇지 못할 땐 독소가 발생한다.

가령 잠 자기 전에 많은 음식을 먹으면 충분히 소화될 시간이 부족하기 때문에 불완전 연소가 일어난다. 머리가 아프거나 몸이 무거운 것은 영양소가 제대로 연소되지 않아 몸에 독소가 퍼졌기 때문이다.

천하의 보약도 제대로 제대로 소화흡수되지 않으면 몸에 이롭기는커녕 오히려 해가 될 수 있다. 세끼 밥만 잘 먹어도 건강을 지키는 데 이상이 없다고 하지만 세끼 밥이 본연의 역할을 제대로 발휘하기 위해서는 효소가 충분해야 한다.

음식이 잘 소화되지 못한 채 대장으로 들어가면 그것은 유해균의 먹이가 된다. 대장에서 각종 유해균이 번식하고 독소가 발생해 인체 곳곳에 퍼지게 되는 것이다. 이 독소가 각종 질병의 원인이 됨은 두말할 것도 없다. 건강을 위해 좋은 것을 먹고 운동해도 몸이 좋아지지 않는 사람들은 효소 부족인 경우가 대부분이다.

지방과의 전쟁에서 승리하라

트랜스지방이 몸에 안 좋다는 것은 이제 상식이다. 트랜스지방은 식물성 지방에 수소를 첨가하는 과정에서 발생하는 트랜스 구조를 갖고 있는 불포화지방을 말한다. 트랜스 구조의 지방은 혈관에 쌓여 심혈관계 질환의 발병율을 높이는 것은 물론 각종 질병의 주범으로 지목된다.

안타깝게도 트랜스지방이 많이 들어가 있는 음식은 대부분 우리가 좋아하는 것들이다. 쇼트닝으로 튀겨 낸 바삭한 튀김과 마가린의 감칠맛을 즐기는 대가는 너무나 크다. 어찌해서 맛있고 몸에 좋은 음식은 흔하지 않은 것일까.

심각한 유해성 때문에 미국 뉴욕 주에서는 트랜스지방산을 사용한 식품의 사용을 전면 금지했다. 그러나 한국에서는 아직까지도 이 지방을 다양한 용도에 자유롭게 사용하고 있다.

트랜스지방산의 무서움을 단적으로 보여 주는 사건이 있었다. 미국의 자연파 운동가이자 자연식품점을 경영하던 프레드 로는 햇볕이 잘 드는 창가에 무려 2년 반이나 마가린을 놓아두는 실험을 했다. 가게의 단골손님인 식품 기술자로부터 마가린의 무서움에 대해 들은 뒤 이를 증명하기 위해서였다.

놀랍게도 이 마가린은 3년 가까운 시간에도 불구하고 전혀 산화되지 않았고 곰팡이도 피지 않았으며 벌레도 꼬이지 않았다고 한다. 결과를 본 프레드 로는 "이것은 플라스틱이다!"라고 외쳤다고 한다.

플라스틱이라는 표현 그대로 트랜스지방산은 몸속에서 전혀 대사되지 않고 세포막을 형성한다. 결국 세포 생화학 구조가 엉망이 되어 당뇨병과 호르몬 이상, 간 장애 등 수많은 질병의 위험을 높이게 되는 것이다.

트랜스지방은 모든 암의 원인으로 지목되기도 한다. 트랜스지방산은 햄버거나 프라이드치킨 같은 패스트푸드와 각종 비스킷, 스낵, 식빵 등에 광범위하게 사용되고 있다.

미국의 한 의학연구소는 보고서에서 '트랜스지방산은 무조건 나쁘며 안전 섭취량이 없다.'고 잘라서 말한다. 어느 정도까지는 섭취해도 괜찮다는 경계선이 없다는 것이다.

트랜스지방산과 함께 경계대상으로 꼽히고 있는 또 하나의 기름으로 리놀산(linoleic acid)이 있다. 이것은 불포화 지방산인 오메가-6 계열 지방산 중의 하나로 좋은 기름인 알파 리놀레산(α-linolenli acid)과 함께 인간의 몸에서는 만들지 못하는 필수 지방산이다.

리놀산은 적당량을 섭취하면 몸에 좋은 기름이다. 그러나 우리가 먹는 대부분의 식품에 들어 있기 때문에 자기도 모르는 사이에 과잉 섭취하게 된다.

예를 들어 튀김 200g을 먹었을 경우, 튀김에 사용한 기름이 홍화씨유라면 튀김옷의 기름 흡수율을 고려할 때 리놀산을 1,500mg 섭취하게 된다. 리놀산의 하루 필요 섭취량이 1,000mg이므로 이 시점에서 벌써 하루 섭취분을 훌쩍 넘겨 버린다.

리놀산을 과잉 섭취하면 염증 물질이 증가하고 혈소판이 응집하며 혈관이 수축해 각종 뇌졸중과 심장병, 암의 원인이 된다. 노화도 촉진하며 알레르기 등의 면역 관련 질환에도 커다란 영향을 끼친다는 사실이 밝혀졌다.

리놀산은 감자칩과 마가린, 마요네즈, 드레싱, 인스턴트 라면, 케이크, 빵, 아이스크림 등 셀 수 없이 많은 음식들에 포함되어 있다.

게다가 콩과 밀, 쌀 등의 곡물에도 많이 들어 있으므로 자기도 모르는 사이에 리놀산을 대량으로 섭취하게 된다. 무려 필요량의 10배가량을 섭취하고 있다는 데이터도 있을 정도다.

문제는 몸에 해악을 일으키는 트랜스지방과 리놀산을 가장 많이 먹는 계층이 바로 청소년들이라는 것이다. 예전에는 최소한 40대 이상 넘어야 당뇨 등의 대사성질환에 걸린다고 생각했다. 그러나 요즘은 20대 초중반의 젊은이들도 고혈압이나 각종 혈관질환으로부터 자유롭지 않다.

좋은 것을 먹는 건강법도 좋지만 나쁜 것을 피하는 건강법이 더 중요하다. 몸에 좋은 영양식과 건강식을 먹으려고 할 게 아니라 나쁜 것만 피해도 우리 몸은 훨씬 건강에 가까워지게 된다.

식물성 기름 중에서 몸에 좋은 기름은 EPA 등과 같은 오메가-3 계열 지방산에 속하는 알파 리놀렌산으로, 아마인유와 들기름, 차조기유 등에 많이 들어 있다. 이런 기름은 열에 약하므로 가열하지 말고 드레싱 등에 사용하는 것이 좋다.

효소는 트랜스지방 등 우리 몸에 들어온 온갖 종류의 불청객들을 분해시켜 그나마 유해한 부분들을 방어하고 억제시키는데 큰 도움을 준다.

엄청난 속도로
효소가 고갈되는 현대인

고혈압에 당뇨 진단을 받은 28세의 박 모 청년이 있었다. 대학에 입학하면서부터 술을 배우게 된 그는 일주일에 5일 이상 술을 마셨다고 한다. 게다가 2차, 3차까지 돌면서 하루에 소주 대여섯 병 이상을 먹는 날도 많았다.

전날 과음하면 다음날까지 숙취에 시달리는 날이 늘어갔다. 속이 쓰리고 입이 깔깔해서 제대로 된 식사를 하기도 어려웠기 때문에 해장한답시고 얼큰한 라면을 주로 먹었고 햄버거 등의 인스턴트 음식도 달고 살았다.

어쩌면 이 청년은 평생 몸에서 사용해야 할 효소의 절반 이상을 이미 소모하지 않았을까 싶다. 효소를 엄청나게 필요로 하는 생활습관을 갖고 있었기 때문이다. 술을 먹으면 알콜분해효소가 필요하다. 많이 먹으면 그만큼 다량의 분해효소가 필요하기 때문에 다른 곳에 사용되어야 할 효소가 부족해진다.

우리 몸은 일단 외부로부터 들어온 음식물이나 술을 분해해서 소화시키는 것이 급선무이므로 체내에 있는 효소를 싹싹 긁어서 사용한다. 그러고도 부족하면 더 많은 효소를 생산해 내기 위해 신체를 쥐어짜게 된다. 그나마 이것도 젊을 때나 가능한 얘기다.

알코올과 인스턴트 음식은 한국인의 평범한 식사에 비해 비교할 수 없을 만큼 엄청난 양의 효소를 필요로 한다. 이런 식생활을 수년에서 수십 년간 지속한다면 길을 가다가 갑자기 쓰러져 객사한다고 해도 조금도 이상할 것이 없다.

박 모 청년은 이미 40대 이상의 신체 나이를 갖고 있었다. 실은 건강한 40대보다도 못하다고 봐야 했다. 혈압약을 먹어야 했으며 20대의 나이인데도 술 취한 뒤 단기 기억상실증까지 갖고 있었다.

다행히도 몸속 효소의 중요성을 알게 된 후로 효소를 챙겨 먹으며 건강 관리를 시작했지만 그처럼 젊은 나이에도 효소 고갈로 인한 증세가 나타날 수 있다는 사실에 적지않이 충격을 받았던 기억이다.

사람은 태어날 때부터 부모로부터 유전적인 형질을 물려받게 된다. 효소를 많이 만들어 낼 수 있는 형질을 갖고 태어나는 사람도 있지만 그렇지 못한 경우도 있다. 술을 잘 못먹는 사람의 경우 알코올 분해효소를 못 만드는 유전형질을 갖고 태어난 것이다.

이처럼 개인차가 크기 때문에 모든 사람들에게 해당하는 기준선을 만들기는 어렵다. 그럼에도 효소가 많이 낭비되는 상황은 과식, 인스턴트 음식, 스트레스 등 이미 밝혀져 있다.

차라리 나이가 많은 사람들은 젊을 때 과식도 못하고 건강한 자연식을 먹었기 때문에 효소가 덜 낭비되었지만 요즘 젊은이들은 인스턴트 식품에다 술, 각종 대기오염에 극심한 취업 스트레스까지 겹쳐 소중한 체내효소가 엄청난 속도로 고갈되어가고 있다. 향후 자녀를 낳아 세대를 이어 갈 사람들이기에 참으로 염려스럽다.

젊은이들조차 이런 상황인데 하물며 나이 든 사람들은 오죽하겠는가. 아무리 큰 재산을 갖고 있어도 낭비하는 데에는 방법이 없다는 말이 있다. 건강한 젊음을 오래 누리기 위해서는 절제하는 생활 습관이 필요한 것 같다.

효소에도 급수가 있다

소화가 잘 안된다고 해서 매 끼니마다 소화제를 먹을 사람은 없을 것이다. 정제된 약을 오랫동안 먹게 되면 약에 대한 내성이 생겨 효과가 줄어들 뿐만 아니라 위장의 기능도 약화된다고 생각하기 때문이다.

약품의 형태로 판매되는 소화제는 정제 소화효소로 만들어져 있다. 요즘은 설탕이나 소금도 정제된 상태가 아니라 천연당이나 천일염으로 섭취하는 사람들이 늘어나고 있는 추세다. 정제설탕을 장기간 먹게 되면 세포가 노화되고 백혈구가 무력화된다. 정제소금의 해약도 널리 알려진 상태다. 정제된 음식은 심지어 음식이 아니라고 말하는 영양학자들도 있다.

50대의 사업가 J씨는 음식물의 소화가 얼마나 중요한지, 효소에 대해 알게 된 후부터 소화제를 사먹기 시작했다. 약으로 소화흡수를 시키면 신체 내부의 대사효소를 아낄 수 있다고 생각했기 때문이었다.

처음 얼마간은 소화가 잘되고 변비 증세도 다소 호전됐다. 문제는 한달가량 시간이 지나면서 소화제를 먹어도 효과를 보지 못하게 되었다는 것이다. 정제효소가 갖는 한계였다.

물론 이처럼 내성이 생기는 시간은 개인에 따라 다르다. 정제되지 않은 통곡물 발효효소는 정제된 효소와 달리 음식의 일종으로 볼수 있기 때문에 부작용이 생긴다거나 내성이 생기는 일이 없다.

최근 효소가 널리 알려지고 그 효능이 각광 받으면서 인기를 끌게되자 수많은 효소제품이 우후죽순처럼 생겨났다. 그중에서 곡물의 겉부분만 발효된 것은 그나마 양반이요, 외국에서 수입한 정제효소에 곡물만 버무린 제품도 있다.

현미는 속까지 완전히 발효됐을 때 현미효소라 부를 수 있다. 현미를 완전히 발효시키지 못하고 현미에 정제효소를 섞어 놓은 것은 현미효소가 아니라 그냥 현미와 효소인 것이다.

이런 제품으로는 효소의 효능을 누리기가 어렵다. 거의 효과를 보지 못하거나 초기에 잠깐 효과를 보는 듯하다가 이내 먹는 의미가 사라져 결국 소비자들의 외면을 받게 된다.

가장 큰 문제는 처음에 이런 엉터리 효소를 먹었던 소비자들이 효소에 대해 완전히 잘못된 견해를 갖게 되어 건강한 삶을 누릴 수 있는 소중한 기회를 잃게 된다는 것이다.

이런 제품들은 저가에 판매된다. 오로지 가격 이외의 것으로는 경쟁할 수 없기 때문이다. 발효에 대해 제대로 모르는 소비자들은 다 같이 비슷한 재료로 만드는데 왜 이렇게 가격 차이가 나는지 이해할 수 없음은 물론이다.

현미효소를 제대로 발효시켜 판매하려면 저가품과의 가격 경쟁에서 밀릴 수밖에 없다. 가장 큰 문제는 현행 법으로는 현미를 완전발표시키든, 겉만 발효시키든 모조리 효소로 인정해 준다는 것이다. 심지어 곡식가루에 정제효소를 섞은 것도 효소로 버젓이 판매되고 있는 것을 보면 자괴감마저 든다.

우리처럼 곡물의 깊은 속까지 완전 발효하는 '통발효'기술로 만든 제품만이 진정한 효소임을 인정하지 않는 시스템 속에서 피해는 고스란히 소비자의 몫이 된다.

뿐만 아니라 바르고 정직하게 가려고 하는 회사들이 브랜드와 광고를 앞세운 후발 회사들의 악의적인 음해에 피해를 입는 일도 부지기수다.

오래 전, 일명 '쓰레기만두 파동'이 일어난 적이 있었다. 당시 수많은 만두제조업체들이 항변 한번 못하고 속절없이 무너졌다. 원인은 쓰레기 단무지를 사용했다는 것인데 알다시피 단무지는 둥그런 기둥 모양이다. 이 중에서 네모난 모양으로 잘리는 부분은 김밥용 단무지로 가공하고 모양이 비뚤어지게 나오는 것은 갈아서 쓰는 만두 속으로 사용했던 것이다.

아마 가정에서도 단무지로 김밥과 만두를 만든다면 비슷한 부위를 사용하지 않았을까 싶다. 그런데 김밥용 단무지를 빼고 난 것으로 만들었으니 찌꺼기 즉, 쓰레기 만두라는 식으로 교묘하게 뒤집어 씌웠던 것이다.

바로 이런 식의 잘못된 음해가 효소업계에서도 똑같이 일어나고 있다. 말도 안되는 투서에 품질 논쟁이 벌어질 때마다 언론에서는 마치 엄청난 일이 일어난 것처럼 호도하고, 소비자들은 거의 다 먹은 제품을 반품한다.

소비자들은 진짜 효소와 엉터리 효소의 차이는 물론 제조공정에 대해서도 제대로 모르기 때문에 정확한 판단을 할 수가 없는 것이다. 이런 일이 벌어질 때마다 회사가 받는 충격도 엄청났고 개인적으로 마음도 아팠다.

우리 회사가 곡물발효를 고수해 오는 이유는 곡물 자체에 이로운 영양소가 많이 들어 있기 때문이다. 거기에 더해 곡물을 발효시키면 다양한 효소가 나온다. 통발효된 효소는 소화와 배출 기능이 더욱 원활하게 이뤄지도록 도울 뿐만 아니라 곡물의 다양한 영양소를 함께 섭취할 수 있다는 장점이 있다.

우리 회사를 찾아오는 바이어나 위탁업체 실무자에게 나는 제품을 직접 먹어본 뒤에 이야기를 나누자고 말한다. 제품을 테스트하고 나면 내가 더 큰소리를 치며 유리한 입장에서 상담할 수 있기 때문이다.

정제효소 가루만 섞어 놓아도 발효효소로 인정해 주는 국내의 효소제품 관련법은 바뀌어야 한다. 현행법은 밀가루에 된장 가루를 섞어 놓고 된장이라고 부르는 것과 다를 바가 없다.

우리 회사가 세종시를 벗어나지 못하는 이유 중의 하나가 효소발효 작업은 온도와 습도 등 날씨에 민감하기 때문이다. 작년 이맘때는 발효가 잘되었는데 올해는 잘 되지 않는 경우도 있다. 세종시의 날씨에 잘 맞춰진 우리의 발효기술이 다른 지역으로 갔을 때 어떻게 될지 모른다는 생각에 이 곳을 떠나기 힘든 것이다.

우리나라의 효소 1세대 개발자들은 효소 선진국인 일본에서 발효기술을 배워 왔다. 공식적인 기술 이전이 아니라 처음에는 견학에 의한 흉내내기였다.

당연히 성공보다 실패가 많았다. 그 실패를 발판으로 삼아 연구에 연구를 거듭해 쌓아 놓은 장인의 기술력을 그대로 전수받은 것은 최고의 행운이었다.

지금은 당시에 비해 몇 단계 기술력이 더 향상되었으며 청정실이

갖춰진 최첨단 공장에서 최상의 발효효소를 찾는 연구를 계속하고 있다.

잘못하면 발효가 아니라 순식간에 부패로 진행되는 효소를 제대로 만들기 위해서는 기술력 못지 않게 정성스러운 마음이 중요하다. 바르고 정직한 효소를 만들겠다는 책임감이 없었다면 지금의 나라엔텍은 없었을 것이다.

효소 덕분에 결혼한 남자

효소명인이라는 호칭이 자부심으로 느껴지는 순간이 있다면 내가 만든 효소를 드신 분들이 건강한 삶과 행복을 되찾았다면서 감사 인사를 해 올 때다. 한 사람이 건강해지면 그 가족들 모두의 삶이 달라질 수 있다는 생각에 너무나 흐뭇해진다.

사업을 하다가 알게 된 P사장이란 분이 있다. 50대 초반의 나이에 미혼이었는데 건강이 좋지 않았고 체중도 많이 나가 걱정이 이 만저만이 아니었다. 무슨 이유에선지 주변에서 선을 보라고 해도 이 핑계, 저 핑계 대면서 소개도 받지 않았다.

한번은 식사 자리에서 건강 이야기를 하면서 한숨을 푹푹 쉬길래 무려 한 시간 가까이 발효효소 이야기를 했다. 그리고는 나에게 속는 셈 치고 석 달만 먹어보라고 하자 꾸준히 복용해 보겠노라고 약속했다.

그 뒤로 P사장에 대해서는 까맣게 잊고 있었는데 몇 달이 지난 어느 날 연락이 왔다. 꼭 좀 만나자는 말에 무슨 일인가 하고 나갔는데 대뜸 눈물을 글썽거리는 게 아닌가. 순간 그의 회사에 무슨 일이 생겼구나 싶었다. 그런데 내 생각과 달리 엉뚱한 이야기를 꺼내는 것이었다.

"전 사장. 정말 효소가 이렇게 좋은 줄 몰랐어요. 처음엔 다이어트가 된다고 해서 열심히 먹었는데 두어 달 지나니까 정말 살이 빠지더라구요. 그런데 살 빠진 게 문제가 아니라 건강도 진짜 좋아졌어요. 지병으로 늘 골치를 썩이던 당뇨 수치가 성큼 내려가서 정말 놀랐어요."

그런데 정작 P사장이 눈물까지 글썽인 것은 살이 빠지고 당뇨수치가 크게 줄어서가 아니었다. 사실은 당뇨 때문에 그런지 몰라도 성적으로 불능 상태에 가까워 스트레스를 엄청나게 받았다고 한다. 이제 와서 말이지만 맞선을 안 본 것도 그런 이유 때문이었다면서 거의 포기 상태였다는 것이다.

그러던 어느 날 아침, 나에게 식사하자고 전화를 한 바로 그 날이었다고 한다. 잠자리에서 일어나는데 건강한 남성의 상징을 보게 되면서 너무나 감격해 전화부터 대뜸 걸었던 것이다.

"약을 먹어도 잘 안 들던 내 몸이야. 그런데 이게 무슨 일인가 싶네. 정말 전 사장 회사 효소 짱이야, 짱!"

P사장은 연신 내게 고마움을 표시했고 이후로 만나는 사람들마다 효소 광고를 열심히 해 주었다. 2년쯤 지난 후 P사장에게서 청첩장이 왔다. 지금은 아이도 낳아서 재미있게 살고 있다고 한다.

물론 이 사례가 모든 사람에게 해당되지 않을 수도 있다. 질병의 원인은 다양하고 사람마다 체질이 다르기 때문이다.

중요한 것은 인간의 3대 욕구인 식욕, 성욕, 수면욕이 모두 효소와 관계가 있다는 점이다. 효소가 많이 생산되면 식욕이 왕성해 소화를 잘시키고 신진대사가 원활해져 부부생활도 원만하게 된다. 여기에 생체리듬이 정상적으로 이어지면 수면도 잘 이뤄지게 된다. 잠을 잘자면 효소가 잘 생산되어 건강한 삶을 유지하는 선순환이 이루어지는 것이다.

이런 증상이 비슷하게 나타난 여성의 경우도 있다. 앞서 우리 효소를 납품 받은 네트워크 회사의 홈페이지에 올라온 효소 복용후기를 보면 재미있는 사연이 많다.

갱년기를 맞이한 어느 부인은 통증으로 인해 남편과의 잠자리가 소원해져서 아예 잊어버릴 지경이 되었다고 한다. 가끔 남편이 요구를 해도 자꾸 뿌리치다 보니 남편 쪽에서도 무안하고 화가 났는지 아예 요청조차 하지 않게 되었다고 했다. 그런데 효소를 먹은 뒤부터 몸 상태가 달라져 남편과 제2의 신혼생활을 하게 되었다는 것이다. 그녀는 후기 맨 끝에 우리 회사에 감사 인사를 하는 것도 잊지 않았다.

이 두 사례 모두 효소를 통해 몸이 정상적으로 기능하게 되었음을 보여준다. 잘못된 식습관과 과체중으로 당뇨와 정력감퇴에 시달리던 사람도 효소를 통해 본래의 기능을 회복할 수 있었던 희망적인 사례였다.

효소 복용 사례를 한 분 더 소개한다.

오랫동안 신문사에 몸담았던 K국장은 50대 후반이지만 늘 자신이 건강하다고 여기고 있었다. 내가 보기엔 복부비만이 심한 과체중으로 장기에 독소가 많이 쌓인 것이 느껴져 체중 감량과 건강을 위해 효소를 권했지만 별로 관심을 보이지 않았다. 효소의 효능을 별로 인정하지 않는 눈치였다.

그러다가 몸에 심각한 이상을 느끼게 된 그는 효소에 관심을 보이기 시작했다. 몸이 예전 같지 않자 효소의 효능에 대해 기자 출신답게 꼬치꼬치 질문을 하기 시작했다.

이처럼 사람들은 건강에 적신호가 커져야 비로소 깜짝 놀라 몸을 챙기게 되는 것 같다. K국장은 열심히 효소를 먹으면서 식이조절을 병행해 1개월 만에 89kg이었던 체중을 5kg 줄였다. 더욱 놀라운 것은 그 5kg 가운데 4kg이 체지방이었다는 점이다.

내 입장에서는 효소 복용자들을 통해 워낙 별별 효능을 들었던 터라 그 정도의 효과가 그렇게 대단해 보이지 않았는데 그는 너무나 놀라면서 효소예찬을 늘어 놓기 시작했다. 단지 5㎏이 줄었을 뿐인데 소화가 잘 되고 배변이 좋아진데다 주변에서 피부가 좋아졌다는 이야기를 많이 듣는다는 것이었다. 성기능도 향상되고 머리도 맑아져 기억력이 높아졌다면서 그는 나를 볼 때마다 엄지 손가락을 치켜 세운다.

효소를 복용하는 사람들은 공통적으로 대사증후군 증세가 완화되고 체중조절이 잘 된다고 말한다. 심지어 복용 후기 가운데에는 효소를 먹은 뒤 무좀이 낫고 자꾸만 빠지던 머리카락이 새로 난다는 경험을 올리는 사람도 종종 있었다.

솔직히 그런 후기들은 나조차도 믿기가 어려웠다. 혹시 우연의 일치가 아니었을까? 이런 후기들을 어떻게 봐야 하는지 의사에게 질문을 한 적이 있다. 의사의 설명은 나의 고개를 끄떡거리게 했다.

"효소를 먹음으로써 소화력과 흡수율이 높아져 몸의 신진대사가 매우 활발해지면 우리가 생각지도 못하던 증세들까지 좋아질 수가 있습니다. 몸의 기능이 축소되고 약화될 때 그것이 점차 질병으로 이어지는 것이라고 보면 됩니다. 발가락과 머리카락은 에너지를 만들어 내는 몸의 중심부에서 가장 멀리 떨어져 있습니다. 당연히 몸의 자양분이나 저항력이 그곳까지 미치기에 벅차겠지요. 그래서 몸이 약해지고 저항력을 잃으면 가장 먼저 머리카락이 희어지고 빠지는 것입니다. 심한 당뇨의 경우 발가락부터 문제가 생기는 것과 마찬가지입니다. 그런데 효소로 몸의 활력을 되찾으니 잃었던 기능들이 다시 회복되는 것입니다. 여기에 성기능도 포함되는 것이구요."

오늘도 나는 커다란 자부심과 보람 속에 하루를 연다. 내가 만든 발효효소가 소비자에게 건강과 자신감을 찾아주고 또 이로 인해 삶의 기쁨과 활력을 얻게 했다면 이보다 더 흐뭇한 일이 없기 때문이다.

결혼은 선택이지만
효소는 필수다

　고상발효 명인으로 선정되고 제품력을 인정받으면서 여러 모임이나 그룹에 참여하게 되는 일이 많아졌다. 이런 자리에서 종종 효소에 대해 자세하게 소개해 달라는 청을 받게 된다.

　지금보다 훨씬 더 많은 분들이 효소에 대해 제대로 알게 되면 병원에 갈 일도 줄어들고 건강보험 재정에도 도움이 되겠다 싶어 열심히 설명해 드린다.

　가난하던 시절에는 영양부족에 시달리는 사람들이 많았다. 그 때는 잘 먹는 것이 보식이고 보양이었다. 부족한 영양을 채워야 건강해질 수 있기 때문이다. 그러나 지금은 시대가 달라졌다. 우리가 먹는 음식은 몸이 필요로 하는 영양분보다 항상 넘쳐난다. 영양 과잉 상태가 지속되면 이른바 대사증후군이 나타난다.

대사증후군은 고혈당, 고혈압, 고지혈증, 비만, 죽상경화증 등 여러 질환이 한꺼번에 나타나는 상태를 말한다. 내가 어렸을 때만해도 당뇨병을 부자병이라고 불렀던 기억이 난다. 잘 먹는 사람에게서 나타나는 질병이었기 때문이다. 현재 우리나라에는 이런 당뇨병 환자가 500만 명이 넘는다고 한다.

지금으로부터 30년 전에는 약국에서 제일 잘 팔리는 약이 소화제와 자양강장 음료였다. 그런데 20년 전부터 1위가 당뇨약으로 바뀌었다고 한다. 당뇨는 대사증후군을 대표하는 질병으로 몸의 대사 불균형에 의해 초래된다.

면역력이 저하되고 혈액순환이 원활하지 않으며 노폐물이 배출되지 않아 독성이 쌓이면 온갖 질병을 일으키게 된다. 파킨슨 병, 크론병 등은 과거에는 희귀질환에 속했지만 최근에는 심심치 않게 찾아볼 수 있다. 이런 추세라면 또 어떤 희귀한 병명이 생겨날지 모르는 일이다.

물질의 풍요가 인간의 몸을 망가뜨리고 삶의 질을 위협하고 있다는 것은 참으로 아이러니한 일이다. 무슨 일이든 지나치면 부족함만 못하다는 과유불급(過猶不及)의 진리가 오늘날처럼 심각하게 다가온 적이 없었던 것 같다.

요즘은 정신적인 에너지도 과다하게 낭비되고 있다는 생각이 든다. 대부분의 사람들이 생각하는 데는 별다른 힘이 들지 않는다고 여기지만 실상 가장 많은 에너지를 소비하는 것이 바로 생각이다. 걱정과 고민을 많이 하는 사람이 살이 빠지는 것은 바로 이런 이유에서다.

불과 몇십 년 전까지만 해도 우리는 한동네 사람들끼리만 서로를 비교하며 살았다. 잘사는 사람과 못사는 사람들 사이의 간격도 그다지 크지 않았다.

그러니 현대인들은 심지어 지구 반대편에 있는 사람들과도 자기자신을 비교한다. 비교하고, 좌절하고, 다시 그것을 회복하기 위해 쓰는 에너지가 너무 큰 것이다.

과식할 때 뿐만 아니라 과다하게 많은 생각과 걱정을 할 때 에너지가 사용된다는 것은 곧 효소가 소비되고 있음을 뜻한다. 우리가 '힘들다'고 할 때는 항상 효소가 과다하게 사용되고 있는 것이다.

현대인들에게 효소는 선택이 아닌 필수다. 흔히 40대가 넘으면 효소량이 절반 이하로 떨어진다고 하지만 그것은 정상적인 생활과 식사습관을 갖고 있을 때의 얘기다.

대기오염, 인스턴트 식품, 스트레스와 과식 등 각종 오염원에 노출되어 있는 현대인들은 어쩌면 이미 그보다 훨씬 적은 나이부터 효소 부족 상태일 수도 있다.

언제 어디서나 나는 효소 이야기를 한다. 사람들에게 도움을 줄 수 있는 가장 최선의 방법은 최고의 효소를 만드는 것이라고 생각하기 때문이다. 많은 분들이 정성껏 만든 최고의 효소를 통해 건강과 행복을 되찾기를 바라는 마음 간절하다.

효소가 고갈되면 **생명**도 끝난다!

의학기술은 눈부신 발전을 거듭하고 있는데
암, 당뇨, 혈관질환을 비롯한 온갖 희귀 질병들은
왜 해마다 증가하고 있는 것일까?
현대인의 사망률 1위, 대사성 질환
효소를 알면 해답이 보인다!

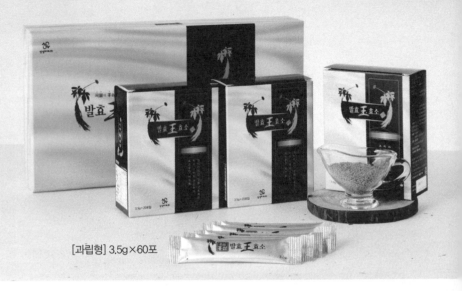

[과립형] 3.5g×60포

나이 들면 효소량이
급격하게 줄어든다

"사람은 평생 체내에서 생산할 수 있는
효소의 양이 정해져 있다. 노화로 인한 효소
부족이 질병의 원인이며 인간의 수명은
효소의 양에 의해 결정된다."

– 에드워드 하웰, 효소영양학 박사

효소란?

인간은 효소 없이 단 한순간도 살 수 없습니다. 효소는 먹고, 배설하고
병을 치유하는 모든 생명활동에 관여하며, 알려진 것만도 3,000가지가
넘습니다. 그러나 체내 효소는 40대 이후부터 급격하게 떨어져 인체의
기능을 떨어뜨리고 노화를 앞당기게 됩니다.
효소는 잠재효소의 상태로 있다가 소화효소와 대사효소로 나뉘어
사용됩니다. 소화효소는 섭취한 음식물을 에너지로 전환하는 일을 하며
대사효소는 신체를 해독, 정화하고 새 세포를 만들며 신진대사를 도와
생명을 유지시켜 줍니다.

효소가
부족할 때의
증상

- 몸이 붓고 조금만 먹어도 살이 찐다.
- 혈액순환이 안되고 두통이나 어깨통증이 있다.
- 피부가 거칠어진다
- 알레르기, 아토피, 천식이 있다.
- 잘 먹고 잘 자도 늘 피곤하다.
- 식사 후에 졸리고 트림이나 가스가 많이 나온다.
- 설사나 변비가 있으며 냄새가 지독하다.

홍삼보다 더 좋은 **발효홍삼효소**
면역강화와 **피로회복**에 최고!

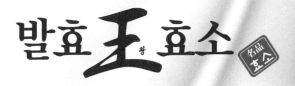

효소의 역할

- **소화흡수작용** : 음식물을 분해시켜 에너지원으로 만들어 줍니다.
- **분해배출작용** : 질병이 있는 신체 부위의 고름과 독소를 분해, 배출합니다.
- **항염 · 항균작용** : 백혈구를 도와 병원균을 죽이고 상처입은 세포를 재생합니다.
- **혈액정화작용** : 혈액내 독소를 분해하고 산성화된 혈액을 알칼리성으로 바꿔줍니다.
- **해독작용** : 몸에 쌓인 독성과 노폐물을 분해 · 배출시켜 정상 상태로 회복시킵니다.
- **세포부활** : 손상된 세포를 재생시키고 낡은 세포를 신속하게 교체합니다.

지독한 가스냄새는 만병의 신호탄

신선하고 좋은 식품을 섭취해도 효소가 부족하면 뱃속에서 이상발효가 일어나 장 속에 부패한 음식물이 남게 됩니다. 썩은 음식을 먹은 것과 같은 상황이 되는 것입니다. 암모니아, 히스타민, 인돌, 페놀 등 악취를 풍기는 이 부패성 대사산물 들은 모두 맹독성이며 당뇨, 뇌혈관질환, 심장질환 등 각종 대사성 질병과 암을 유발한다고 알려져 있습니다.

만성 대사성 질환의 원인 - 효소 부족

노화와 과식 등으로 소화효소가 부족해지면 대사효소를 끌어다 쓰게 됩니다. 대사효소가 부족해지면 노폐물을 분해하고 질병을 치료하며 노화된 세포를 교체하는 등의 신진대사가 저하되어 온갖 질병의 원인이 됩니다.

문의 1522-4547 | www.sspark24.co.kr

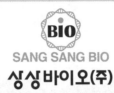